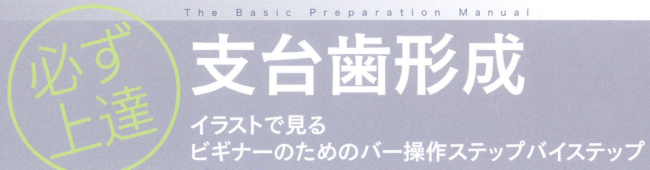

支台歯形成

イラストで見る
ビギナーのためのバー操作ステップバイステップ

必ず上達

The Basic Preparation Manual

岩田　健男　著

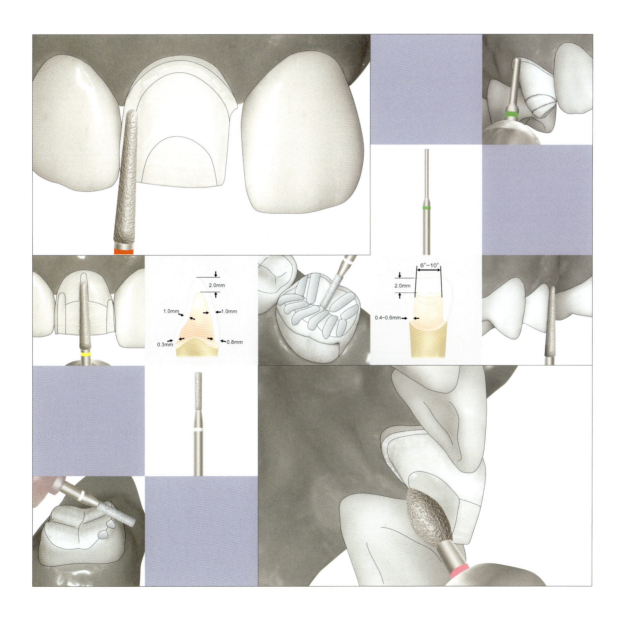

クインテッセンス出版株式会社　2015

Tokyo, Berlin, Chicago, London, Paris, Barcelona, Istanbul, Milano, São Paulo, Moscow, Prague, Warsaw, Delhi, Bucharest, and Singapore

はじめに

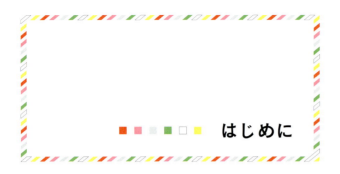

　本書は補綴を前提とした支台歯形成の術式を伝える目的で執筆した。そして特に全部被覆冠のための支台歯形成をテーマとしたため、支台歯形成用バー、全部鋳造冠（Full Cast Crown）、セラモメタルクラウン（Ceramometal Crown）、オールセラミッククラウン（All Ceramics Crown）、および歯肉縁下フィニッシュライン形成のための歯肉圧排法を紹介した。また、図をすべてイラスト化することで、術式の細部を再現するよう努めた。

　第1章では、全部被覆冠の支台歯形成に不可欠なバー・システムを紹介した。著者はこのシステムを30年以上にわたって使用してきた。規格化されたバーを用いることで、迅速かつ正確に支台歯形成を遂行できる。また、チェアサイドでの使用時に、間違いがないよう、バーをカラー・コーディングしてある。

　第2章では、大臼歯の支台歯形成でもっとも使用頻度が高い全部鋳造冠の形成術式を解説した。ありふれていて、今更の感もなくはないが、すべての臼歯部の支台歯形成の基本術式が盛り込まれており、それをマスターする最適の教材である。臼歯部の正しい支台歯形態と合理的形成順序、および、形成に用いるべきバーの種類が説明されている。

　第3章では、前歯の代表的な支台歯形成としてセラモメタルクラウンの形成術式を解説した。これは、硬質レジン前装冠の支台歯形成としても活用できる。はじめに、上顎中切歯の支台歯形成を詳述した。前歯部に共通する、正しい支台歯形態と合理的形成順序、および、形成に用いるべきバーの種類を説明してある。つづいて、上顎犬歯と下顎犬歯について形成術式を紹介したが、支台歯形態や形成順序、使用するバーはすべて同じである。

　第4章では、臼歯部のセラモメタルクラウンの形成術式を解説した。第2章の全部鋳造冠と第3章のセラモメタルクラウンでマスターした支台歯形成の折衷が臼歯部のセラモメタルクラウンの形成にな

はじめに

る。ここでは、ポーセレン咬合面の要望が多い小臼歯を支台歯として選び、上顎と下顎の両方について削除量と支台歯形態の違いについて述べた。ポーセレン咬合面のセラモメタルクラウンでは、咬合面の削除量のコントロールが重要になる。

　第5章では、オールセラミッククラウンの支台歯形成を取り上げた。CAD/CAMテクノロジーとジルコニアの出現で、最近ポピュラーになりつつある補綴物である。この補綴物の良否に関しては、材料と技術がいまだ発展途上であり、かつ、10年以上の長期経過観察も少ないため、不明としか言いようがない。しかし、金属コストの高騰や患者の審美的要求を配慮する時、補綴法のひとつのオプションとして臨床に取り入れておくことも必要かと考える。本書では、比較的に失敗（破折）が起きない前歯と小臼歯について、その正しい支台歯形態と形成順序、および、形成に用いるべきバーの種類を説明した。オールセラミッククラウンの支台歯形成といえども特別に変わった形成ではなく、むしろ、第3章と第4章のセラモメタルクラウンの形成術式を踏襲し、フィニッシュラインと表面性状に変化を加えた支台歯形態と考えれば事足りよう。

　第6章では、歯肉縁下のフィニッシュラインの形成と印象採得に不可欠な歯肉圧排法のノウハウについて解説した。

　以上、本書の概要を述べたが、いずれも日常臨床で頻繁に遭遇する支台歯形成の基本であるため、読者の皆様が親しみを持って有効活用していただけることを切望してやまない。

　この場をお借りして、本書発刊の機会を与えてくださったクインテッセンス社の佐々木一高社長に感謝いたします。

2014年12月12日
武蔵野市御殿山の自宅にて　岩田健男

CONTENTS

第 1 章　支台歯形成用ダイヤモンドバーの種類と規格　　7

第 2 章　全部鋳造冠の支台歯形成　　11

1 下顎大臼歯
- STEP 1　咬合面削除　　15
- STEP 2　軸面形成　　17
- STEP 3　多面形成　　20
- STEP 4　シャンファー形成　　22
- STEP 5　グルーブ形成　　23

2 上顎大臼歯
- STEP 1　咬合面削除　　26
- STEP 2　軸面形成　　28
- STEP 3　多面形成　　31
- STEP 4　シャンファー形成　　33
- STEP 5　グルーブ形成　　33

第 3 章　前歯セラモメタルクラウンの支台歯形成　　35

1 上顎中切歯
- STEP 1　ガイドグルーブ　　38
- STEP 2　切縁削除　　40
- STEP 3　唇側軸面形成　　41
- STEP 4　隣接面形成　　43
- STEP 5　舌側軸面形成　　45
- STEP 6　舌面形成　　46
- STEP 7　唇面の3面形成　　47
- STEP 8　ショルダー形成　　48

2 上顎犬歯
- STEP 1　ガイドグルーブ　　51
- STEP 2　尖頭削除　　52
- STEP 3　唇側軸面形成　　53
- STEP 4　隣接面形成　　55
- STEP 5　舌側軸面形成　　56
- STEP 6　舌面形成　　57
- STEP 7　唇面の3面形成　　58
- STEP 8　ショルダー形成　　59

3 下顎犬歯
- STEP 1　ガイドグルーブ　　61
- STEP 2　尖頭削除　　61
- STEP 3　唇側軸面形成　　62
- STEP 4　隣接面形成　　64
- STEP 5　舌側軸面形成　　64
- STEP 6　舌面形成　　65
- STEP 7　唇面の3面形成　　66
- STEP 8　ショルダー形成　　67

第 4 章　臼歯セラモメタルクラウンの支台歯形成　　69

1　上顎小臼歯
- STEP 1　咬合面削除　72
- STEP 2　頬側軸面形成　73
- STEP 3　舌側軸面形成　76
- STEP 4　隣接面形成　76
- STEP 5　ショルダー形成　79

2　下顎小臼歯
- STEP 1　咬合面削除　82
- STEP 2　頬側軸面形成　83
- STEP 3　舌側軸面形成　85
- STEP 4　隣接面形成　86
- STEP 5　ショルダー形成　87

第 5 章　オールセラミッククラウンの支台歯形成　　89

1　上顎前歯
- STEP 1　ガイドグルーブ　92
- STEP 2　切縁削除　95
- STEP 3　唇側軸面形成　96
- STEP 4　隣接面形成　98
- STEP 5　舌側軸面形成　100
- STEP 6　舌面形成　101
- STEP 7　唇面の3面形成　102
- STEP 8　フィニッシュラインの形成　103
- STEP 9　仕上げ形成　104

2　小臼歯
- STEP 1　咬合面削除　107
- STEP 2　頬側軸面形成　110
- STEP 3　舌側軸面形成　112
- STEP 4　隣接面形成　113
- STEP 5　軸面の多面形成　115
- STEP 6　フィニッシュラインの形成　117
- STEP 7　仕上げ形成　118

第 6 章　歯肉縁下へのフィニッシュライン設定の臨床術式　　121

1　浅い歯肉溝と歯肉圧排　123
2　中等度の（平均的な）深さの歯肉溝と歯肉圧排　124
3　深い歯肉溝と歯肉圧排　125

附章　支台歯形成の基本原則　127

執筆者・協力者一覧

執筆

岩田 健男
医療法人社団健歯会理事長、東小金井歯科院長、デンタルヘルスアソシエート代表

協力

岩田 卓也
医療法人社団健歯会理事、東小金井歯科副院長、デンタルヘルスアソシエート講師

イラスト

佐々木 純
アプローズ

第 1 章

支台歯形成用ダイヤモンドバーの種類と規格

第1章　支台歯形成用ダイヤモンドバーの種類と規格

はじめに

支台歯形成を能率的に行うには、形成のデザイン（形態）と形成順序を熟知しておくことが大切である。そして、実際に正しいデザインの形成をするためには、よく規格化された形態のダイヤモンドバーを用いることが重要である。歯面削除を正確に行うためには、削除量を測るためのダイヤモンドバーが必要である。適切な保持形態を得るため、軸壁に一定のテーパーを付与することが大切だが、その一定のテーパーを有する形態のダイヤモンドバーを用いることが不可欠になる。

また、シャンファー、ショルダー、ベベルといったフィニッシュラインを形成するには、バーの先端の形態がフィニッシュラインの形態と同じものでなくてはならない。そのようなわけで、著者が使用しているクラウン・ブリッジのための支台歯形成用ダイヤモンドバーの基本デザインとその用途を簡単に説明することにした。これらのバーはいずれも市販されているため、読者諸氏が入手できる（（株）日向和田精密製作所）。

下に、ダイヤモンドバーの形態とデザインを示す。これらのバーは、支台歯形成時に通常用いる順序に従って、白⇒黄⇒赤（エンドの国際規格色と同じ）などのカラー・コーティングをシャンク部に施してある。使用頻度の高い白、黄、赤などのバーには2本線（粗粒）と1本線（微粒）の二種類のダイヤモンドバーが用意されている。これら3本のダイヤモンドバーのほかに桃色線のバー、緑色線のエンドカッティングバーとグルーブ形成用4LダイヤモンドバーおよびホワイトポイントFG57があれば、全部被覆冠のための支台歯形成にはほとんど事足りる。

全部被覆冠の支台歯形成に用いるバーセット

白色線バー

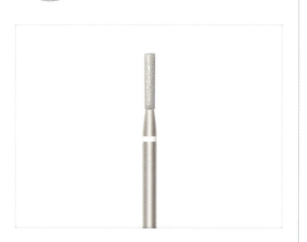

白色線のダイヤモンドバー：直径1mmの円筒形。主に、臼歯の咬合面の削除に使用。
※2本線のバンドは粗粒、1本線は微粒。

黄色線バー

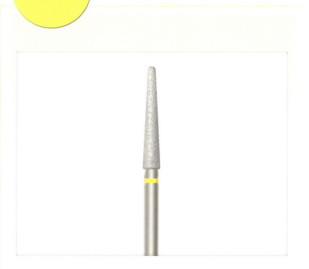

黄色線のダイヤモンドバー：テーパー3°で、前歯と臼歯の軸面形成用。また、先端の直径は0.6mmで、直径の1/2を使えば幅0.3mmのシャンファーを形成できる。直径全部を使えば幅0.6mmのヘビーシャンファーを形成できる。

支台歯形成用ダイヤモンドバーの種類と規格

赤色線 バー

赤色線のダイヤモンドバー：テーパー2°で、隣接軸面形成用。また、先端の直径は0.4mmで、直径の1/2を使えば幅0.2mmのシャンファーを形成できる。

桃色線 バー

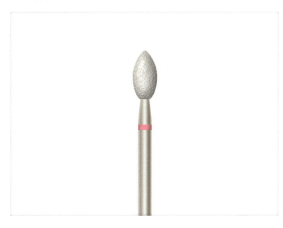

桃色線のダイヤモンドバー：蕾型で、前歯舌面の凹陥形成用。

4L ダイヤモンド バー

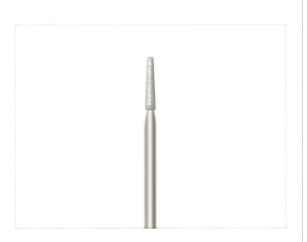

4L ダイヤモンドバー：グルーブ形成用バー。隣接面ボックスの形成にも使用。ダイヤ長7mm、先端径0.4mm。

緑色線 バー

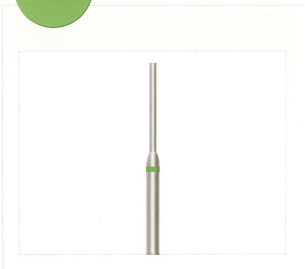

緑色線のダイヤモンドバー：先端直径1mmのエンドカッティングバー。ショルダーのフィニッシュラインの形成用。

第1章　支台歯形成用ダイヤモンドバーの種類と規格

ホワイトポイント FG57

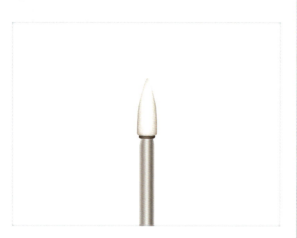

ホワイトポイント FG57：形成面の仕上げ研磨用。中速 FG コントラと併用。

第2章から、形成手順とともに使用するバーについて以下のとおりマークを併記する。

 白色線の
ダイヤモンドバー

 黄色線の
ダイヤモンドバー

 赤色線の
ダイヤモンドバー

 桃色線の
ダイヤモンドバー

 緑色線の
ダイヤモンドバー

 4L
ダイヤモンドバー

 ホワイトポイント
FG57

第2章
全部鋳造冠の支台歯形成

第2章　全部鋳造冠の支台歯形成

はじめに

　全部鋳造冠（Full Cast Crown）は臼歯歯冠の全周を被覆する鋳造冠である。歯冠部の崩壊が著しい歯、コア築造した失活歯、歯冠長が短く保持抵抗形態が劣る歯、ロングスパン・ブリッジの支台歯、パーシャルデンチャーの鉤歯などが、全部鋳造冠の適応症になる。

　全部鋳造冠の支台歯形成においてもっとも大切なことは、削除量のコントロールである（図2-1）。支台歯の全周を形成することになるため、削除量が多い。ゆえに支台歯形成後の支台歯表面積が少なくなりやすい傾向があり、このことはクラウンの保持力を著しく損なう原因になる。また、生活歯では形成面が歯髄に近接する可能性も高くなる。全部鋳造冠の支台歯形成では歯面の削除を必要最小限、かつ均一にするコントロール法を習得しておくべきである。

　図2-2と図2-3に上下顎大臼歯の軸面形態と理想的な多面形成の頬舌的外形を示した。上顎臼歯では頬側軸面が2面、舌側軸面が3面の外形になる。また、下顎臼歯では頬側軸面が3面、舌側軸面が2

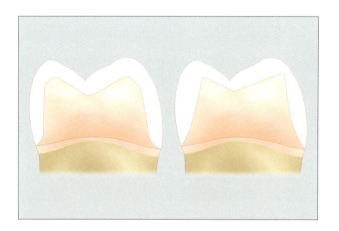

図2-1　臼歯の全部被覆冠の支台歯形成では均一な削除と削除量のコントロールが大切。
（左）支台歯の削除量を最小限に保ちつつ、クラウンに適切な厚みを付与できる。
（右）支台歯の不均一な削除は削除量の過不足とクラウンの厚み不足を生じる。

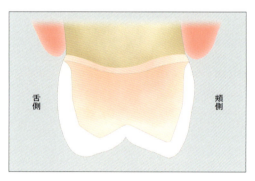 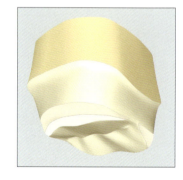

図2-2　上顎大臼歯の軸面形態。
（左）頬側は2面、舌側は3面。
（右）舌側の3面形成。歯頸部寄りは3°のテーパーの軸面、咬合面寄りは歯軸に対して45°の機能咬頭ベベル、および、それらの中間に1面を付与して3面にする。

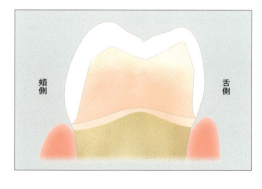 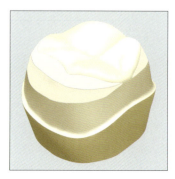

図2-3　下顎大臼歯の軸面形態。
（左）頬側は3面、舌側は2面。
（右）頬側の3面形成。歯頸部寄りの軸面と咬合面寄りの機能咬頭ベベルの中間に1面を付与して3面の均一な削除になる。

はじめに

面の外形になる。いずれも、臼歯の頬舌側軸面の外形に沿って均等な削除量を得ることを目的としている。軸面の歯頸部寄り半分の高さは頬側と舌側のテーパーを3°とし、対向する軸面どうしが6°の傾斜になるよう形成する。上顎臼歯の舌側軸面および下顎臼歯の頬側軸面の咬合面寄り1/3部分は機能咬頭ベベルと上下幅2mm程度の第2面とによって構成される。一方、上顎臼歯の頬側軸面および下顎臼歯の舌側軸面の咬合面寄り1/3には上下幅2mm程度の第2面を形成することになる。

図2-4に上下顎大臼歯の咬合面削除量を示す。

咬合面をメタルにすることで削除量を最小限（1～1.5mm）にとどめることができる。機能咬頭部分は削除量が0.5mm余分に必要なことに注意を払う。

大臼歯はクラウンの保持力が弱くなりやすく、脱離がもっとも高頻度で生じることが知られている。これを回避する手立てのひとつとして、軸面を隅角が角張ったピラミッド型に仕上げることが重要である。隅角が丸まったコニカル型に形成するとクラウンは容易に転覆し、脱離しやすくなってしまう（図2-5）。

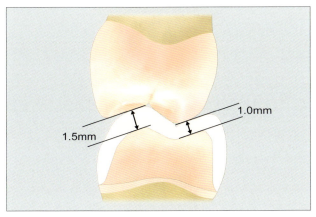
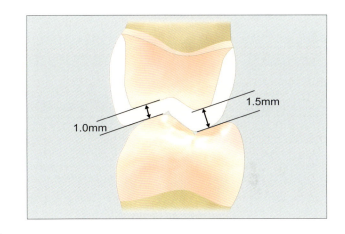

図2-4 臼歯の咬合面削除量（対合歯とのクリアランス）。
（左） 下顎大臼歯では頬側咬頭（機能咬頭）で1.5mm、中心溝で1.0mm、舌側咬頭で1.0mmの削除（クリアランス）。
（右） 上顎大臼歯では舌側咬頭（機能咬頭）で1.5mm、中心溝で1.0mm、頬側咬頭で1.0mmの削除（クリアランス）。

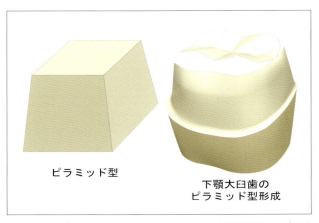
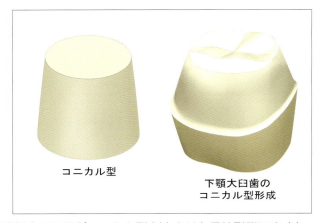

図2-5 ピラミッド型とコニカル型の軸面形態。ピラミッド型（左）のほうがコニカル型（右）よりも保持形態にすぐれ、クラウンは脱離しにくい。

1 下顎大臼歯

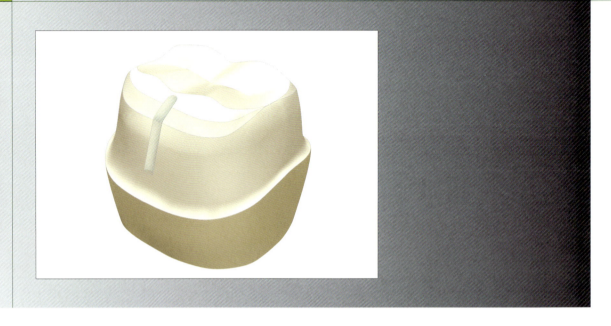

全部鋳造冠のための下顎大臼歯の支台歯形態を**図2-6**に示す。

1）咬合面削除と機能咬頭ベベルは適正な咬合機能を付与するのに役立つ。
2）軸面形成とグルーブは保持抵抗形態および適正な解剖形態の付与に役立つ。
3）シャンファーのフィニッシュラインはメタルのマージンの精密な適合を可能にする。

形成順序は次のとおりである（**表2-1**）。

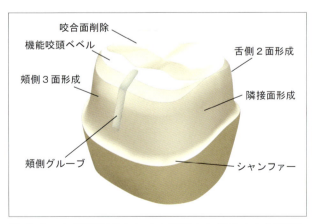

図2-6　全部鋳造冠のための下顎大臼歯の支台歯形態。

表2-1　全部鋳造冠のための下顎大臼歯の支台歯形成順序

形成ステップ

STEP1．咬合面削除
↓
STEP2．軸面形成
↓
STEP3．多面形成
（頬側軸面3面、舌側軸面2面）
↓
STEP4．シャンファー形成
↓
STEP5．グルーブ形成

使用するバー

白色線バー

黄色線バー

赤色線バー

4L バー

1. 下顎大臼歯　＜STEP1＞咬合面削除

STEP1. 咬合面削除

　ガイドグルーブは咬合面の削除量を決定するために不可欠である。下顎臼歯では頬側咬頭（機能咬頭）に深さ1.5mm、舌側咬頭には深さ1.0mmのガイドグルーブをそれぞれ形成する。中央溝の部分は1.0mmの深さにとどめておく。ダイヤモンドバーは白色線（直径1.0mmのシリンダー状）を使用する（図2-7a、b）。

　ガイドグルーブをガイドにして固有咬合面を多斜面形態に形成する（図2-7c）。

図2-7a　1咬頭につき3本のガイドグルーブを設定。

図2-7b　頬側咬頭（機能咬頭）に深さ1.5mm、舌側咬頭と中央溝に深さ1.0mmのガイドグルーブをそれぞれ形成する。

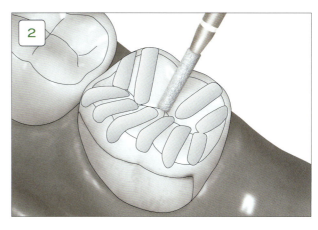

図2-7c　固有咬合面を多斜面形態に形成。

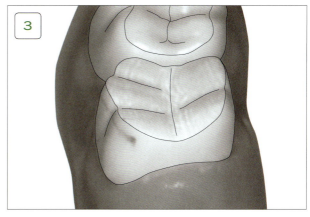

第2章　全部鋳造冠の支台歯形成

　続いて、機能咬頭ベベルの形成に移る（**図2-7d～f**）。頰側咬頭の外斜面を歯軸に対して45°の角度で1.0mmの深さだけ削除する。機能咬頭ベベルは歯冠長の咬合面寄り1/3の高さにとどめることが大切である。白色線のダイヤモンドバーを用いる。

　咬合面削除が完了した状態を**図2-7g**と**h**に示す。

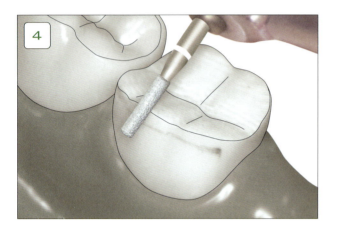

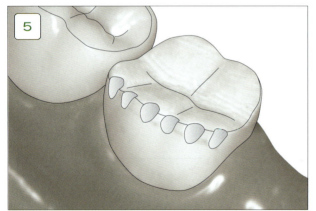

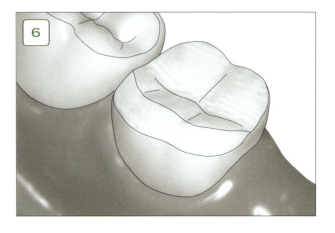

図2-7d　機能咬頭ベベルのためのガイドグルーブ。白色線バーを約45°傾斜させて使用。

図2-7e　ガイドグルーブの形成完了。

図2-7f　頰側咬頭の外斜面を歯軸に対して**45°の角度で1.0mmの深さだけ削除。歯冠長の咬合面寄り1/3の高さにとどめる。**

1. 下顎大臼歯 ＜STEP2＞軸面形成

図2-7g 咬合面削除完了：咬合面観。

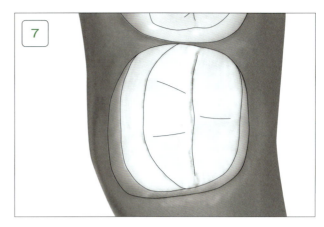

図2-7h 咬合面削除完了：近心面観。

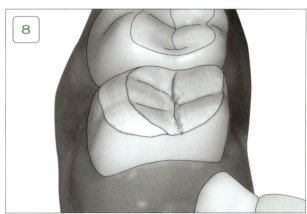

STEP2. 軸面形成

頬側と舌側の軸面の歯頸部寄り半分の高さはテーパー3°に形成する。ダイヤモンドバーは黄色線を使用し、歯軸と平行に移動させて軸面を形成する。この段階で頬側は機能咬頭ベベルを含む2面、舌側は1面に形成されることになる（図2-8a〜d）。

図2-8a 頬側と舌側の軸面にガイドグルーブを形成。頬側面観。

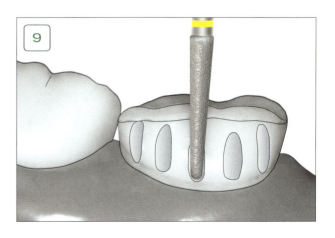

第2章　全部鋳造冠の支台歯形成

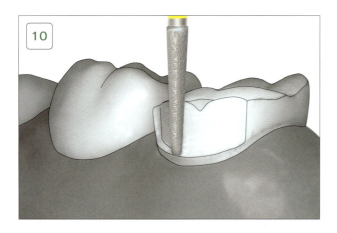

図2-8b　歯頸部寄り半分の高さは**黄色線バー**を用いて**テーパー3°**に形成。

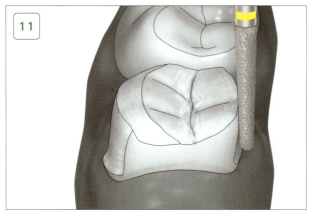

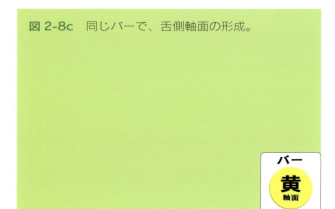

図2-8c　同じバーで、舌側軸面の形成。

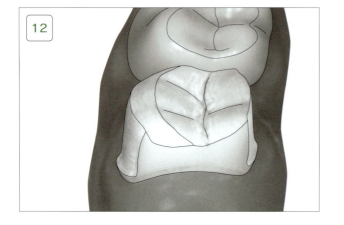

図2-8d　歯頸部寄り半分の高さは**テーパー3°**に形成。

　隣接面軸面の形成では、隣在歯を傷つけないよう黄色線バーよりも全体に細長い形態の赤色線ダイヤモンドバーを用いる。このバーを頬舌側の歯間鼓形空隙に垂直に立てて、鋸を引くように上下させて隣接面を形成する。テーパーは3°になるよう削除を進める（**図2-8e〜h**）。

1. 下顎大臼歯 ＜STEP2＞軸面形成

図 2-8e　隣接面軸面の形成では、細長い形態の**赤色線**ダイヤモンドバーを用いる。

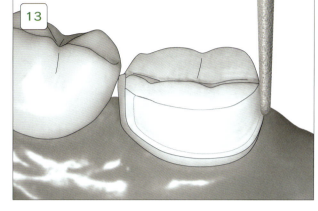

図 2-8f　隣接面軸面の形成では隣在歯を傷つけないよう注意する。**バーを傾斜させて使うため**、テーパーはやや大きくなる。

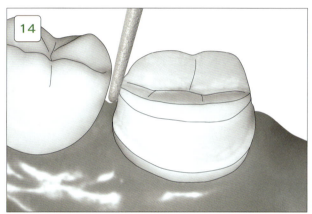

図 2-8g　**軸面形成完了**：近心面観。

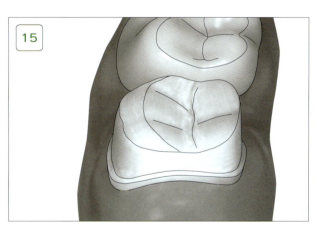

図 2-8h　**軸面形成完了**：咬合面観。ピラミッド型の形態が作られた。

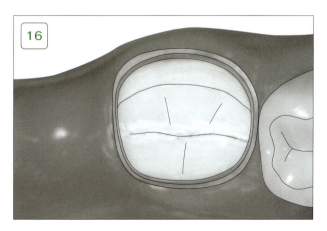

第2章 全部鋳造冠の支台歯形成

STEP3. 多面形成

頬側では歯頸部寄り軸面と機能咬頭ベベルとの中間に1面を付与し、3面形成にする。舌側では咬合面寄りに1面を付与し、2面形成とする（図2-9a〜f）。

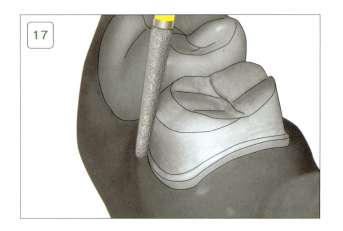

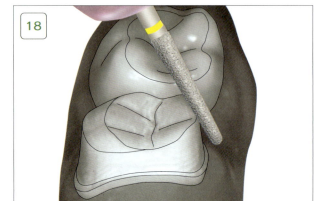

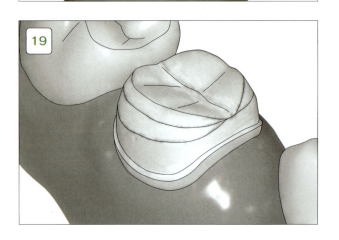

図2-9a　頬側では歯頸部寄り軸面と機能咬頭ベベルとの中間に1面を付与。**黄色線バー**を使用。

図2-9b　舌側では咬合面寄りに1面を付与。

図2-9c　頬側3面形成。

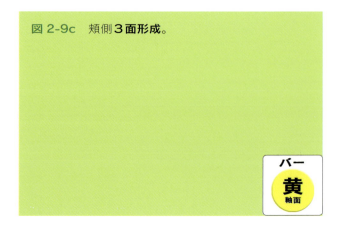

1. 下顎大臼歯 ＜STEP3＞多面形成

図 2-9d 舌側2面形成。

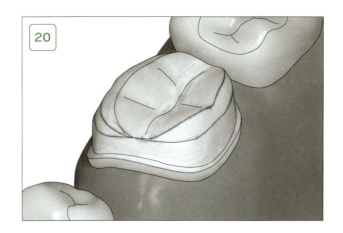

図 2-9e 多面形成完了：頰側面観。

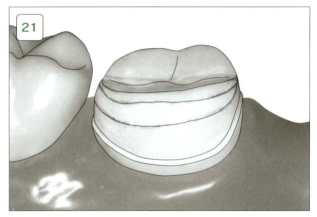

図 2-9f 多面形成完了：舌側面観。

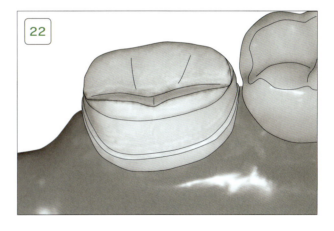

第2章　全部鋳造冠の支台歯形成

STEP4. シャンファー形成

シャンファーのフィニッシュラインを形成する。ダイヤモンドバーは黄色線を使用する。このバーの先端の直径の1/2を使用すると、幅0.3mmのシャンファーが形成できる（**図2-10a、b**）。

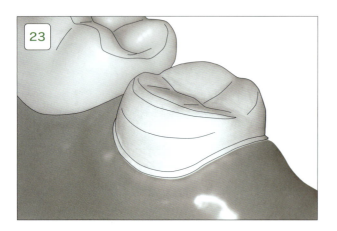

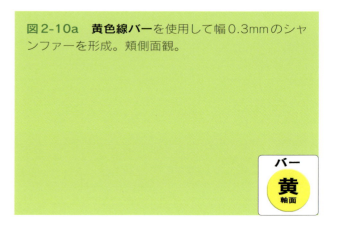

図2-10a　**黄色線バー**を使用して幅0.3mmのシャンファーを形成。頬側面観。

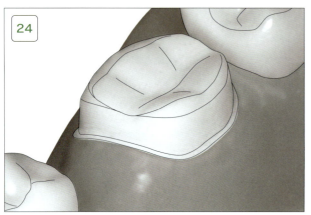

図2-10b　**シャンファー形成完了**：舌側面観。

1. 下顎大臼歯 ＜STEP5＞グルーブ形成

STEP5. グルーブ形成

クラウンの転覆防止および保持力の強化のため、グルーブを付与する。軸面のほぼ中央の部分に形成する。単冠では近遠心面に、またブリッジでは頬舌面にグルーブを形成する（図2-11a〜e）。

図2-11a　ブリッジでは頬舌面にグルーブを形成する。**グルーブ用4Lダイヤモンドバー**を使用。

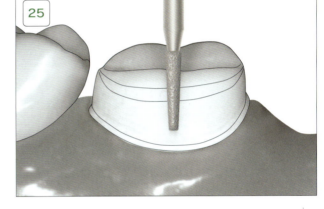

図2-11b　頬側グルーブは**3面形成**。

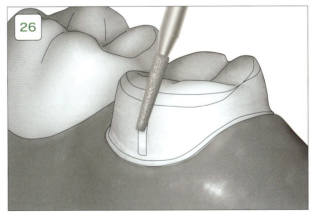

図2-11c　舌側グルーブは**2面形成**。

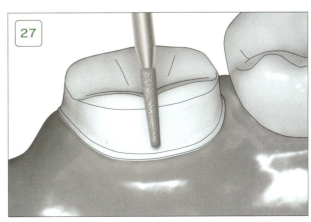

第2章　全部鋳造冠の支台歯形成

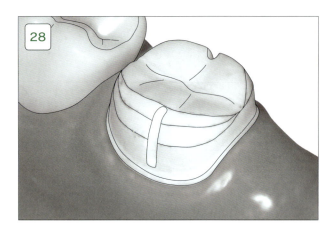

図2-11d　頬側グルーブ形成完了。

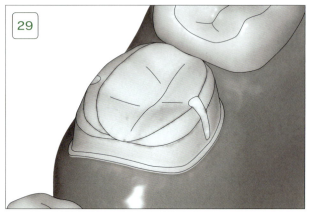

図2-11e　舌側グルーブ形成完了。

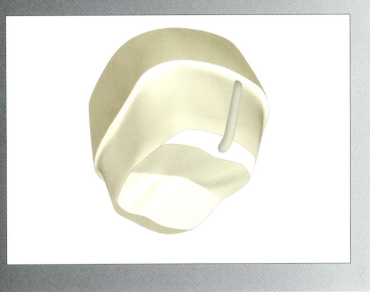

2 上顎大臼歯

全部鋳造冠のための上顎大臼歯の支台歯形態を**図2-12**に示す。

1）咬合面削除と機能咬頭ベベルは適正な咬合機能を付与するのに役立つ。
2）軸面形成とグルーブは保持抵抗形態および適正な解剖形態の付与に役立つ。
3）シャンファーのフィニッシュラインはメタルのマージンの精密な適合を可能にする。

形成順序は次のとおりである（**表2-2**）。

形成ステップ

STEP1．咬合面削除
↓
STEP2．軸面形成
↓
STEP3．多面形成
（頬側軸面2面、舌側軸面3面）
↓
STEP4．シャンファー形成
↓
STEP5．グルーブ形成

使用するバー

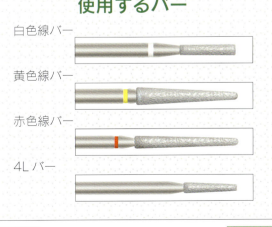

白色線バー
黄色線バー
赤色線バー
4Lバー

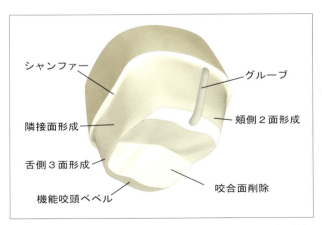

図2-12　全部鋳造冠のための上顎大臼歯の支台歯形態。

表2-2　全部鋳造冠のための上顎大臼歯の支台歯形成順序

第2章 全部鋳造冠の支台歯形成

STEP1. 咬合面削除

　ガイドグルーブは咬合面の削除量を決定するために不可欠である。上顎臼歯では舌側咬頭（機能咬頭）に深さ1.5mm、頬側咬頭には深さ1.0mmのガイドグルーブをそれぞれ形成する。中央溝の部分は1.0mmの深さにとどめておく。ダイヤモンドバーは白色線（直径1.0mmのシリンダー状）を使用する（図2-13a〜c）。

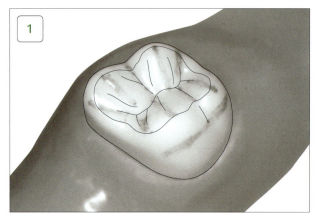

図2-13a　**ガイドグルーブの設定**：1咬頭に3本を目安とする。

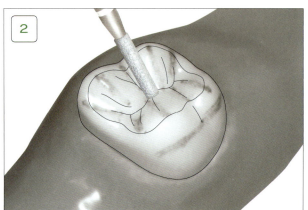

図2-13b　**白色線バー**を使用して形成。

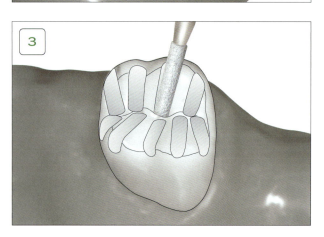

図2-13c　頬側咬頭と中心溝では**1mm**、舌側咬頭（機能咬頭）では**1.5mm**の深さに設定。

2. 上顎大臼歯 ＜STEP1＞咬合面削除

　ガイドグルーブをガイドにして固有咬合面を多斜面形態に形成する（図2-13d、e）。

　続いて、機能咬頭ベベルの形成に移る（図2-13f、g）。舌側咬頭の外斜面を歯軸に対して45°の角度で1.0mmの深さだけ削除する。機能咬頭ベベルは歯冠長の咬合面寄り1/3の高さにとどめることが大切である。白色線のダイヤモンドバーを用いる。

　咬合面削除が完了した状態を図2-13hに示す。

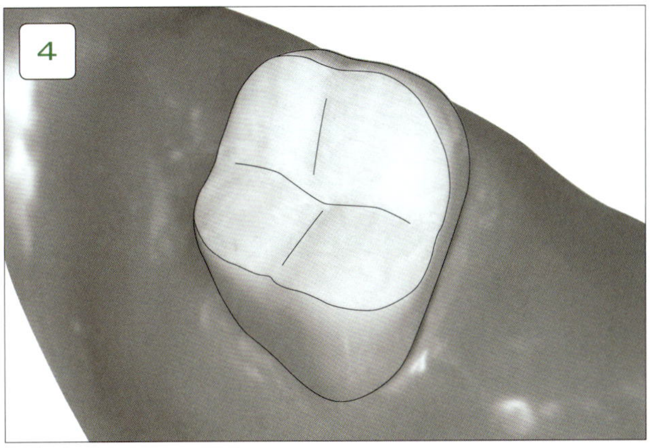

図2-13d　固有咬合面の削除：咬合面観。

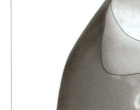

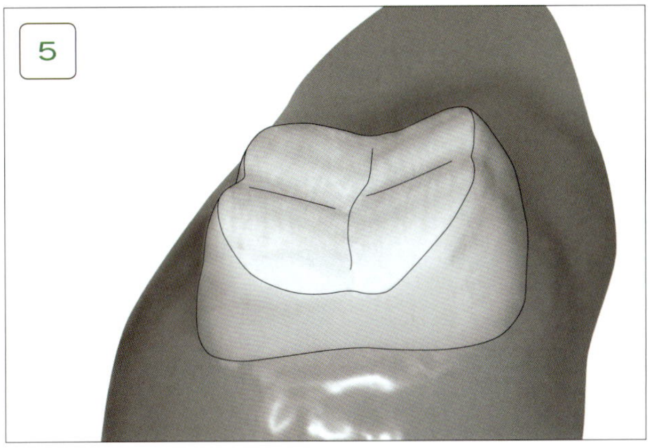

図2-13e　固有咬合面の削除：近心面観。

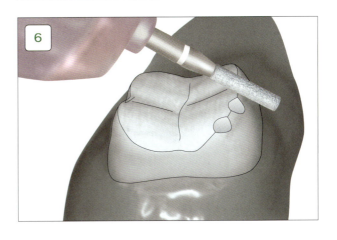

図2-13f　機能（舌側）咬頭外斜面に機能咬頭ベベルを形成。白色線バーを**45°傾斜**させて使用。

第2章　全部鋳造冠の支台歯形成

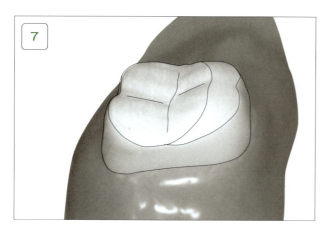

図2-13g　咬合面削除完了：近心面観。

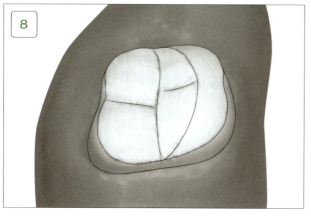

図2-13h　咬合面削除完了：咬合面観。

STEP2. 軸面形成

　頬側と舌側の軸面の歯頸部寄り半分の高さはテーパー3°に形成する。ダイヤモンドバーは黄色線バーを使用し、歯軸と平行に移動させて軸面を形成する。この段階で舌側は機能咬頭ベベルを含む2面、頬側は1面に形成されることになる（図2-14a～f）。

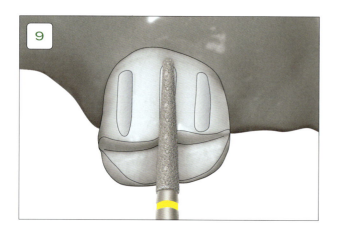

図2-14a　ガイドグルーブの形成。黄色線バーを使用。頬側面観。頬側軸面に歯軸と平行にガイドグルーブを形成。

バー
黄
軸面

2. 上顎大臼歯 ＜STEP2＞軸面形成

図 2-14b　舌側軸面に歯頚部寄りの豊隆に合わせてガイドグルーブを形成。

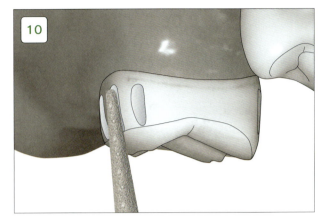

図 2-14c　舌側軸面のガイドグルーブ。

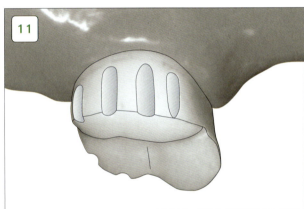

図 2-14d　**黄色線バー**を用いて**頬側軸面**を形成。**ピラミッド型形態**を付与するため、頬側面のみの削除にとどめる。

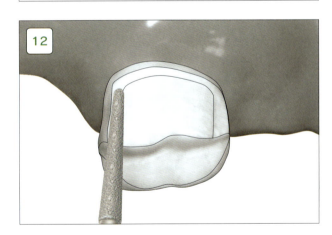

図 2-14e　**頬側軸面形成完了。**

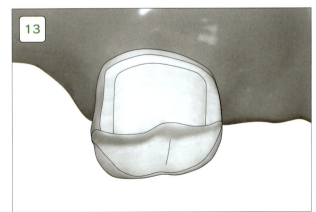

第2章　全部鋳造冠の支台歯形成

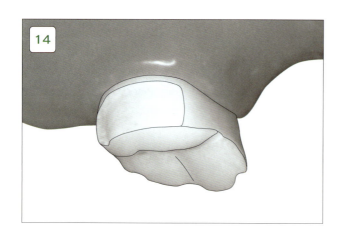

図2-14f　舌側軸面形成完了。

　隣接面軸面の形成では、隣在歯を傷つけないよう黄色線バーよりも全体に細長い形態の赤色線ダイヤモンドバーを用いる。このバーを頬舌側の歯間鼓形空隙に垂直に立てて、鋸を引くように上下させて隣接面を形成する。テーパーは3°になるよう削除を進める（図2-14g〜i）。

　これで軸面形成が完了する（図2-14j、k）。

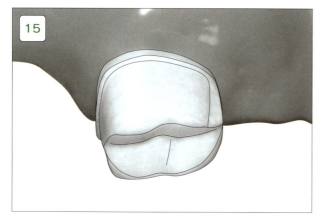

図2-14g　赤色線バーを使って近心隣接面を形成。

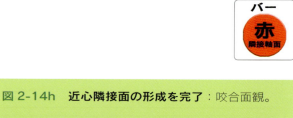

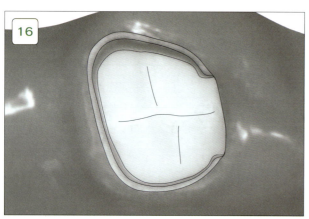

図2-14h　近心隣接面の形成を完了：咬合面観。

2. 上顎大臼歯 ＜STEP3＞多面形成

図 2-14i　遠心隣接面の形成。

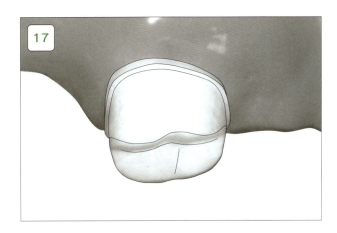

図 2-14j　軸面形成完了：近心面観。

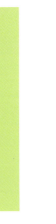

図 2-14k　軸面形成完了：咬合面観。

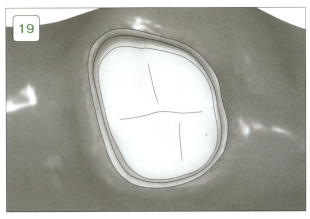

STEP3. 多面形成

　頬側では咬合面寄りに1面を追加し、2面形成とする。舌側では歯頸部寄り軸面と機能咬頭ベベルとの中間に1面を追加し、3面形成にする（図2-15a〜d）。黄色線バーを使う。

第2章　全部鋳造冠の支台歯形成

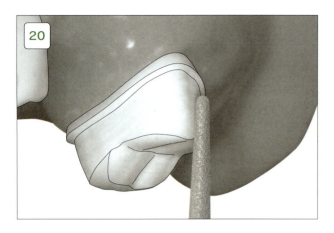

図2-15a　**黄色線バー**を使用。頬側軸面の咬合面寄りに1面を追加して**2面形成**にする。

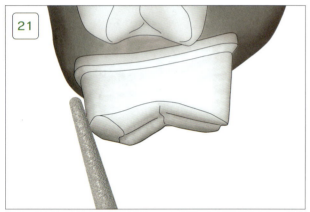

図2-15b　すでに形成した舌側軸面の歯頸部寄り1面と機能咬頭ベベルとの間にさらに1面を追加して**3面形成**とする。

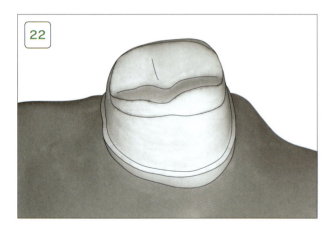

図2-15c　多面形成完了：頬側軸面の2面形成。

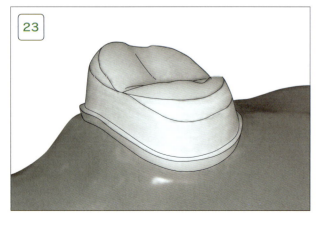

図2-15d　多面形成完了：舌側軸面の3面形成。

2. 上顎大臼歯 ＜STEP5＞グルーブ形成

STEP4. シャンファー形成

シャンファーのフィニッシュラインを形成する。ダイヤモンドバーは黄色線を使用する。このバーの先端の直径の1/2を使用すると幅0.3mmのシャンファーが形成できる（図2-16a、b）。

図2-16a　頬側と舌側は**黄色線バー**、隣接面は**赤色線バー**を用いて**シャンファーのフィニッシュラインを形成**。

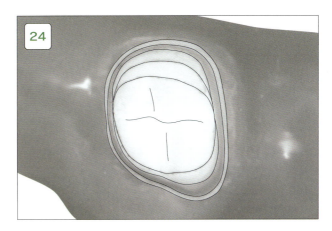

図2-16b　シャンファーを形成完了した近心面観。

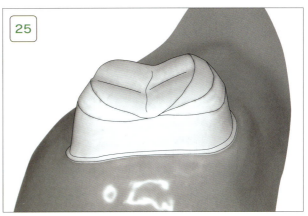

STEP5. グルーブ形成

クラウンの転覆防止および保持力の強化のため、グルーブを付与する。単冠では近遠心面に、またブリッジでは頬舌面にグルーブを形成する（図2-17a〜d）。

第2章　全部鋳造冠の支台歯形成

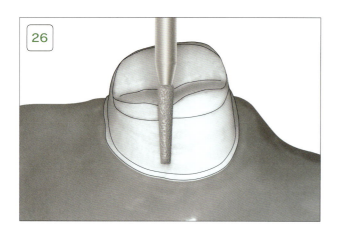

図2-17a　頬側グルーブは2面に形成。グルーブ用4Lダイヤモンドバーを使用。

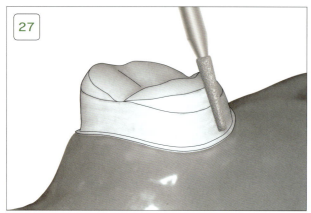

図2-17b　舌側グルーブは3面に形成。

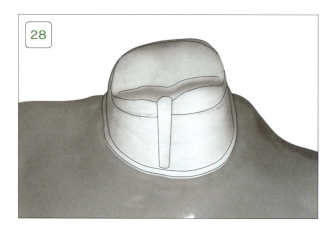

図2-17c　全部鋳造冠のための支台歯形成完了：頬側面観。

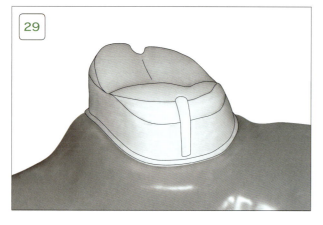

図2-17d　全部鋳造冠のための支台歯形成完了：舌側面観。

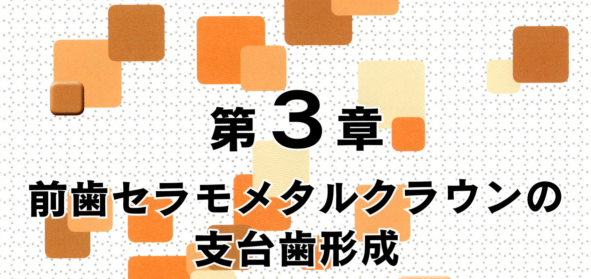

第3章
前歯セラモメタルクラウンの支台歯形成

第3章　前歯セラモメタルクラウンの支台歯形成

 はじめに

　セラモメタルはポーセレンの審美性と金属の強度を兼備した補綴物で、金属焼付ポーセレンまたはメタルセラミックとも呼ばれてきた。支台歯の形成面はメタルコーピングで被覆し、その外面にポーセレンを焼き付ける。

　図3-1 にセラモメタルクラウンのための前歯のプレパレーション・デザインと削除量を示した。切縁は2mm削除する。唇面は切縁寄りと歯頸部寄りの傾きの異なる2面から構成され、1.0mm削除する。隣接面部にウイングはなく、そのため鋳造体と支台歯との適合が容易になっただけでなく、セラモメタルクラウンの隣接面部の色調と透明感を再現しやすくなった。舌面は対合歯と1.0mmのクリアランスができるよう削除する。舌側軸壁は唇側の歯頸部寄りの軸壁と6°～10°の傾斜になるよう形成する。

　セラモメタルクラウンの支台歯形成では、唇面の削除量過不足による形成の不良例が多い。前歯唇面は切縁寄りと歯頸部寄りのカントゥアが異なる。支台歯形成にもこの外形が表現されていなければならない。有髄歯における支台歯形成では、わずかな計測ミスが削除量の不足による色調再現性の不良、あるいは削除量過多による術後疼痛の原因になる。唇側の2面を正しい方向で正しい量だけ形成せねばならないところに、セラモメタルクラウンの支台歯形成の難しさがある。図3-2 に上下顎の切歯と犬歯のセラモメタルクラウンのための軸壁の多面形成の概要を図示した。いずれも唇側軸面の歯冠豊隆に沿って均一に歯質を削除するための多面形成であることを理解していただきたい。

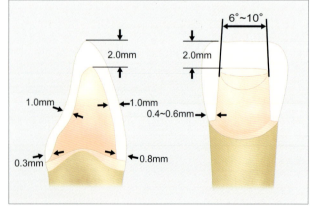

図3-1　前歯セラモメタルクラウンのための支台歯形態と削除量。

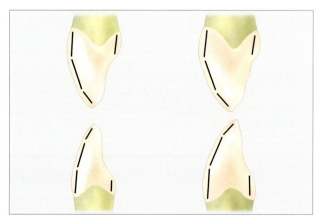

図3-2　上下顎の切歯と犬歯の解剖学的形態と唇面の多面形成。歯面の削除を均等にするために、唇面の豊隆に沿った外形に形成する。唇面は3面形成になる。

上顎切歯

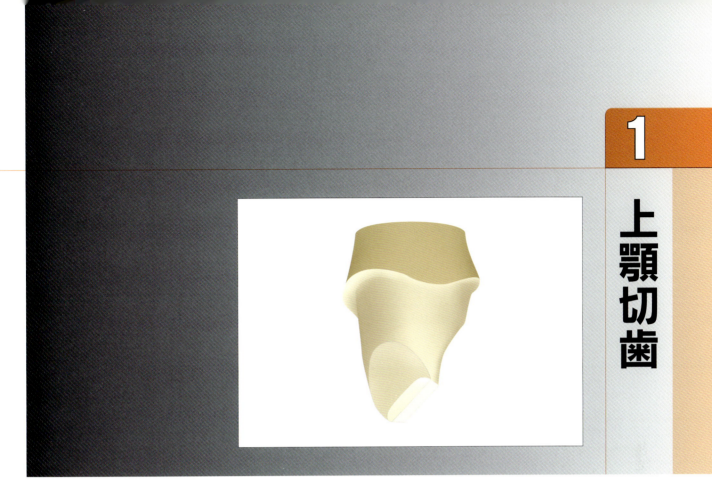

セラモメタルクラウンのための上顎切歯の支台歯形態を図 3-3 に示す。

1）切縁削除はクラウンの切縁部の審美性と咬合機能の付与に役立つ。
2）軸面形成（唇面、舌面、隣接面）は保持抵抗形態、正常な歯冠形態および審美性の再現に不可欠。
3）舌面形成は咬合機能の確立に重要。
4）ショルダーとシャンファーのフィニッシュラインはマージンの精密な適合を可能にする。

形成順序は次のとおりである（表 3-1）。

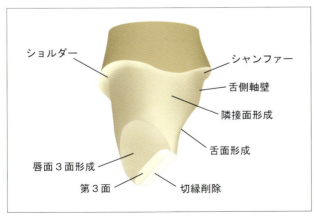

図 3-3　セラモメタルクラウンのための上顎切歯の支台歯形態。

表 3-1　セラモメタルクラウンのための上顎切歯の支台歯形成順序

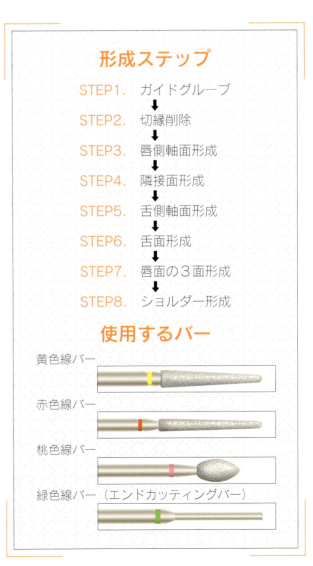

形成ステップ

- STEP1.　ガイドグルーブ
- STEP2.　切縁削除
- STEP3.　唇側軸面形成
- STEP4.　隣接面形成
- STEP5.　舌側軸面形成
- STEP6.　舌面形成
- STEP7.　唇面の3面形成
- STEP8.　ショルダー形成

使用するバー

- 黄色線バー
- 赤色線バー
- 桃色線バー
- 緑色線バー（エンドカッティングバー）

第3章 前歯セラモメタルクラウンの支台歯形成

STEP1. ガイドグルーブ

前歯は形態が唇舌的に薄く、削除量に厳しい制約がある。また、限られたスペースの中でセラモメタルクラウンの審美性を発揮せねばならないから、唇面の形成に際しては厳密な計測が必要である。ガイドグルーブの形成は露髄を避けるため、さらに良好な審美性を得るために大切なステップである（図3-4a）。

黄色線のダイヤモンドバーをノギスとして用い、切縁に深さ2mmのガイドグルーブを2本形成する（図3-4b、c）。続いて、深さ1.0mmのガイドグルーブを唇面の切縁寄り1/2と平行に2本、さらに歯頚部寄り1/2に深さ0.8mmのガイドグルーブを歯の長軸と平行になるよう唇面の中央部と近遠心隅角部に3本形成する。切縁寄り1/2と歯頚部寄り1/2では削除する方向が異なる点が大切（図3-4d〜g）。

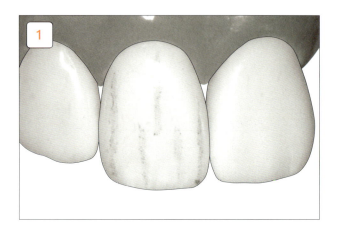

図3-4a　**歯頚部寄りに3本、切縁寄りに2本のガイドグルーブを設定。**唇側軸面の2面形成のガイドにする。

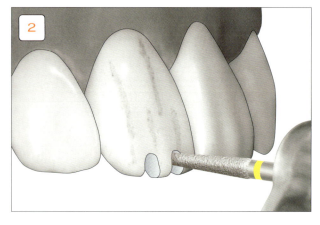

図3-4b　**黄色線バー**を用いて深さ2mmの**ガイドグルーブを2本、切縁に形成。**

1. 上顎切歯 ＜STEP1＞ガイドグルーブ

図 3-4c　切縁削除のためのガイドグルーブ。

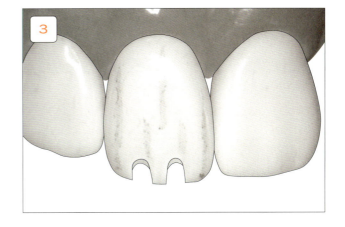

図 3-4d　切縁寄りのガイドグルーブの削除方向。

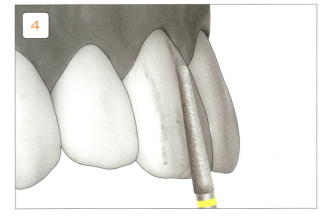

図 3-4e　歯頸部寄りのガイドグルーブの削除方向。

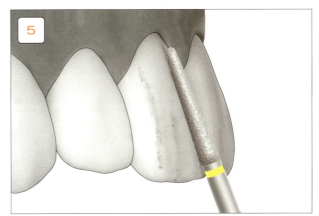

図 3-4f　切縁寄りの2本のガイドグルーブ。

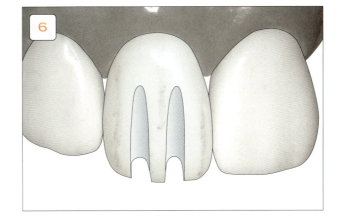

第3章 前歯セラモメタルクラウンの支台歯形成

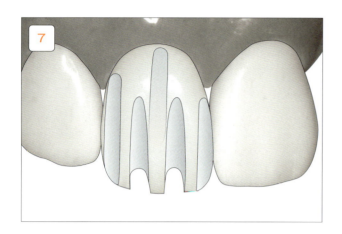

図 3-4g　歯頚部寄りの3本のガイドグルーブ。**ガイドグルーブの形成完了。**

STEP2. 切縁削除

歯の長軸に対し45°の角度となるように切縁を2.0mm切削する（図 3-5a、b）。切縁の削除が不十分だと、セラモメタルクラウンの切縁部付近の透明感の再現が困難になる。

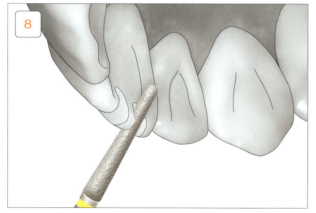

図 3-5a　**黄色線バー**を用いて、**切縁と平行に削除。**

バー
黄
軸面

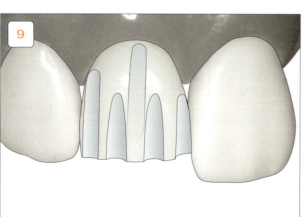

図 3-5b　切縁削除完了。

1. 上顎切歯 ＜STEP3＞唇側軸面形成

STEP3. 唇側軸面形成

黄色線のダイヤモンドバーを用いてガイドグルーブに沿いながら唇面の切縁寄り1/2の部位を形成する（図3-6a、b）。この部の削除量は最終的に1.0mmとなる。唇面の近遠心の隅角部では髄角に近接するおそれがあるため、唇面の平坦な形態に合わせた形成が不可欠であり、必要以上に削除しないよう注意する。

同じダイヤモンドバーを用いて、歯の長軸と平行に歯頸部寄りの唇面歯質を形成する。このとき隣接面はコンタクトポイントのわずかに手前まで形成し、両隣接面には3°のテーパーの切痕を付与する（図3-6c～e）。歯頸部には深さ0.6～0.8mmのヘビーシャンファーのフィニッシュラインが形成されることになる。

図3-6a　**黄色線バー**を使用。

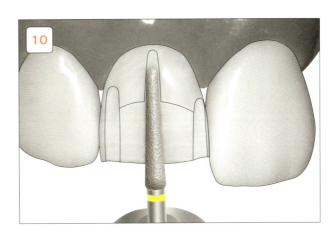

図3-6b　切縁寄りの2本のガイドグルーブに沿って、**唇側の第1面を形成**。

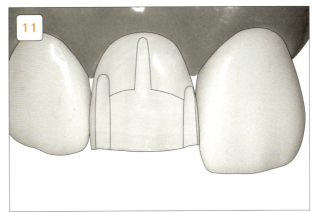

第3章　前歯セラモメタルクラウンの支台歯形成

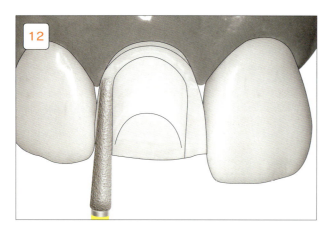

図 3-6c　歯頸部寄りのガイドグルーブに沿って、**唇側の第2面を形成**。

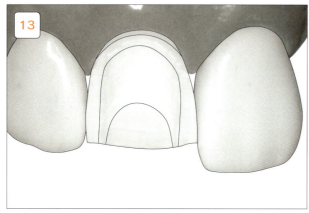

図 3-6d　切縁削除と唇側軸面形成を完了：唇面観。

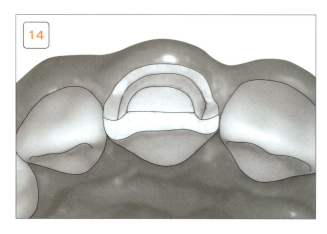

図 3-6e　切縁削除と唇側軸面の2面形成を完了：切縁観。

1. 上顎切歯 ＜STEP4＞隣接面形成

STEP4. 隣接面形成

赤色線バーで隣接面を形成する。歯軸と平行にバーを立てながら、唇側から舌側方向へまっすぐに押し進めて削除する。これで隣在歯を傷つけることなく、かつ、幅0.4mmのフィニッシュラインを形成できる（図3-7a～d）。もうひとつ重要なのは、バー先端の高さを歯間乳頭の歯肉縁の形態に合わせて垂直的にコントロールしつつ形成を進めることである。要は、歯肉を傷つけないよう注意し、この段階では歯肉縁の高さにフィニッシュラインをとどめておく。隣接面形成が完了した時点で唇側軸面の2面形成を隣在歯の唇側カントゥアと比べて確認しておく（図3-7e、f）。

図 3-7a　**赤色線バー**を使用。

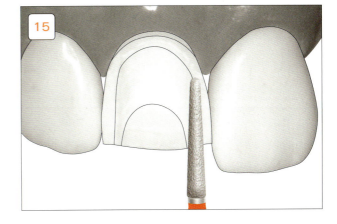

図 3-7b　**歯間乳頭の高さに合わせて**隣接面形成。

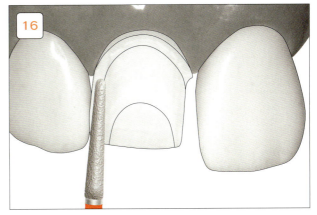

第3章　前歯セラモメタルクラウンの支台歯形成

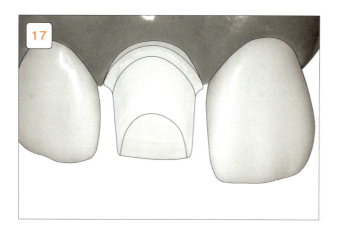

図3-7c　**隣接面形成完了**：唇面観。

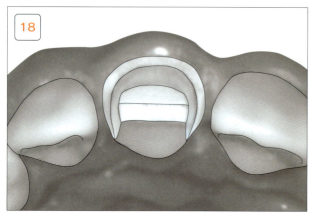

図3-7d　**隣接面形成完了**：切縁観。

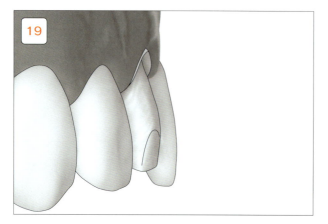

図3-7e　この段階で唇側軸面の2面形成を隣在歯のカントゥアと比べて再確認：遠心面観。

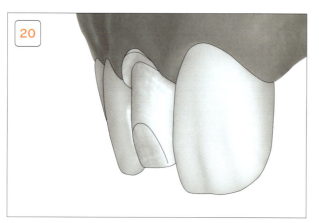

図3-7f　同、近心面観。

1. 上顎切歯 ＜STEP5＞舌側軸面形成

STEP5. 舌側軸面形成

黄色線のダイヤモンドバーを用いて舌側軸面を形成する。軸面の高さを減じすぎないよう注意する。そのためにバーを唇側へ傾斜させて軸面を形成し、高さを確保するとよい（図3-8a）。また、舌側軸面が唇面の歯頚部寄り半分の軸面と10°前後の傾斜角度になるよう慎重に形成する。フィニッシュラインは幅0.3mmのシャンファーに形成し、隣接面部で唇側のショルダーと舌側寄り2/3付近で移行させる（図3-8b）。

図3-8a 黄色線バーを使用。舌側軸面の高さを維持すべく、**バーを唇側へ倒して形成。**

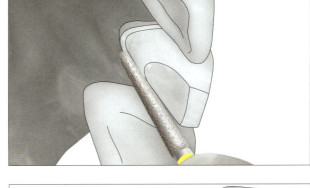

図3-8b 舌面観。フィニッシュラインは舌側寄り2/3付近でシャンファーとショルダーが自然移行する。

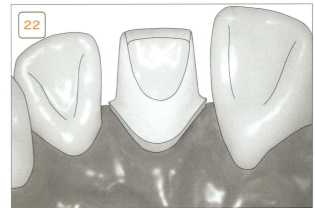

第3章 前歯セラモメタルクラウンの支台歯形成

STEP6. 舌面形成

舌面は、対合歯との間に1.0mmのクリアランスが得られるように形成する。このとき舌面を削りすぎて、舌側軸壁の高さを減じないように注意する。桃色線の蕾状のダイヤモンドバーを使用する（図3-9a～c）。

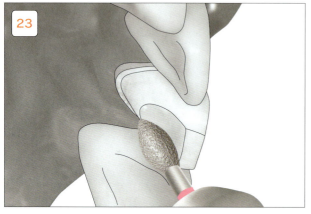

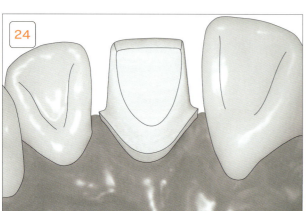

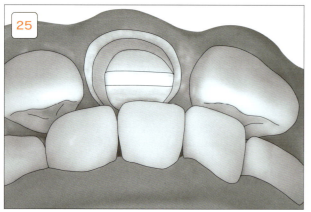

図3-9a 桃色線バーは蕾型で、前歯舌面の凹陥を形成するのに用いる。

図3-9b 舌側軸面の高さを減じないよう気をつける。

図3-9c 対合歯とのクリアランスを1mm以上確保する。

1. 上顎切歯 ＜STEP7＞唇面の３面形成

STEP7. 唇面の３面形成

切縁付近の審美的配慮から、唇側の切縁寄りを幅1.0mmほどカットバックし、唇側軸面は最終的に３面形成にする（図3-10a～c）。

図3-10a **黄色線バー**を使い、唇面の切縁寄りに第３面を形成。

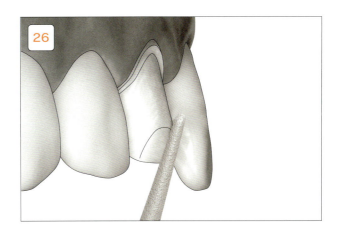

図3-10b 幅1mmの第３面。クラウン切縁部の透明感と色調の再現が目的。

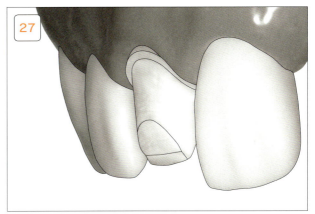

図3-10c 切縁の幅は確保。

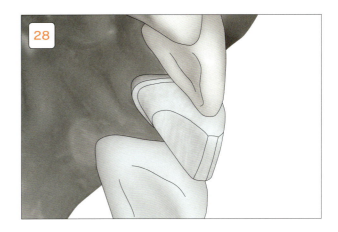

第3章 前歯セラモメタルクラウンの支台歯形成

STEP8. ショルダー形成

唇側のショルダーの形成にはエンドカッティングバーを用いる。中速のマイクロモーター・ハンドピースを併用して遊離エナメル質を除去しつつ、フィニッシュラインの位置を所定の高さに設定する。このとき唇側歯軸に対するショルダーの角度は、隣接面部で直角、唇面中央部では135°になるよう形成する（図3-11a〜d）。

歯肉縁下のフィニッシュラインの設定は、歯肉圧排下で実施する。形成の要領は前述のショルダー形成の場合と同じである。

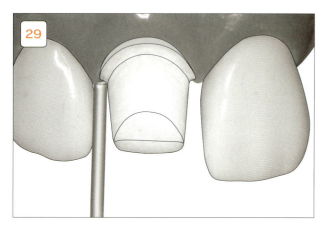

図3-11a エンドカッティングバーを中速FGコントラと併用。**隣接部ではバーを立てて使う。**

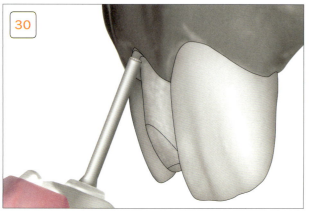

図3-11b 唇側に向かうにつれて**バーを前傾させ**、遊離エナメルを除去するよう形成。

1. 上顎切歯 ＜STEP8＞ショルダー形成

図 3-11c　通常は**歯肉圧排して**、歯肉縁下形成を行う。

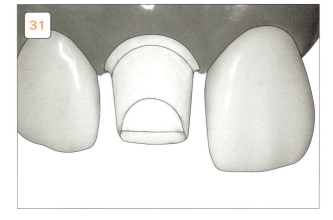

図 3-11d　舌側シャンファーとショルダーを舌側寄り 2/3 の位置で自然移行。

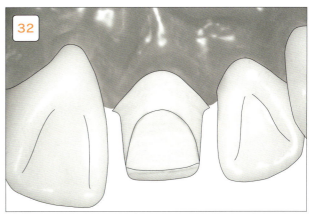

2 上顎犬歯

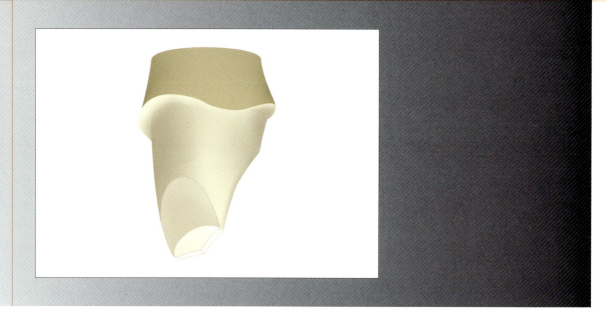

セラモメタルクラウンのための上顎犬歯の支台歯形態を図 3-12 に示す。

1) 尖頭削除はクラウンの尖頭部の審美性と咬合機能の回復に役立つ。
2) 軸面形成（唇面、舌面、隣接面）は保持抵抗形態、正常な歯冠形態および審美性の確保に不可欠。
3) 舌面形成は咬合機能の確立に重要。
4) ショルダーとシャンファーのフィニッシュラインはマージンの精密な適合を可能にする。

形成順序は次のとおりである（表 3-2）。

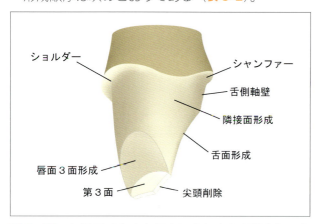

図 3-12　セラモメタルクラウンのための上顎犬歯の支台歯形態。

表 3-2　セラモメタルクラウンのための上顎犬歯の支台歯形成順序

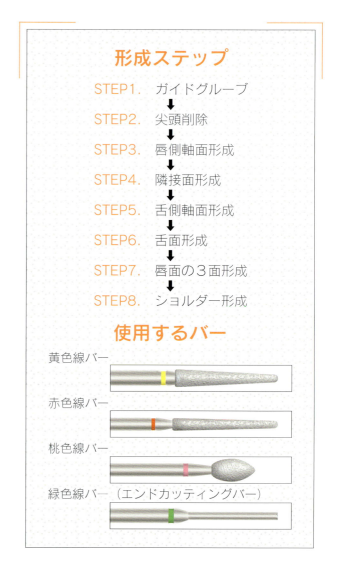

形成ステップ

STEP1.　ガイドグルーブ
STEP2.　尖頭削除
STEP3.　唇側軸面形成
STEP4.　隣接面形成
STEP5.　舌側軸面形成
STEP6.　舌面形成
STEP7.　唇面の3面形成
STEP8.　ショルダー形成

使用するバー

黄色線バー
赤色線バー
桃色線バー
緑色線バー（エンドカッティングバー）

2. 上顎犬歯　＜STEP1＞ガイドグルーブ

STEP1. ガイドグルーブ

　上顎犬歯のガイドグルーブは尖頭部に2本、唇面の尖頭寄り1/2に2本、さらに歯頸部寄り1/2に3本、それぞれ設定する（図3-13a）。黄色線のダイヤモンドバーをノギスとして用い、深さ1.0mmのガイドグルーブを尖頭寄り1/2と平行に2本、さらに歯頸部寄り1/2に深さ0.8mmのガイドグルーブを歯の長軸と平行になるよう唇面の中央部と近遠心隅角部に3本形成する。尖頭寄り1/2と歯頸部寄り1/2では削除する方向が異なる（図3-13b、c）。続いて、尖頭に深さ2mmのガイドグルーブを2本形成する（図3-13d）。

図3-13a **歯頸部寄りに3本、尖頭寄りに2本のガイドグルーブを設定。**唇側軸面の2面形成のガイドにする。

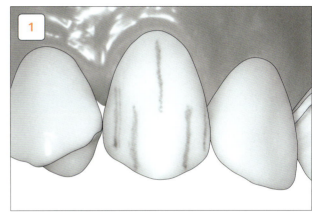

図3-13b 黄色線バーを用いて、**切縁寄りのガイドグルーブを形成。**

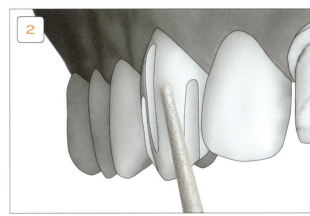

図3-13c 同じバーで、**歯頸部寄りのガイドグルーブ3本を形成。**

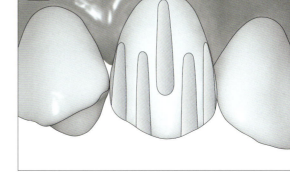

第3章　前歯セラモメタルクラウンの支台歯形成

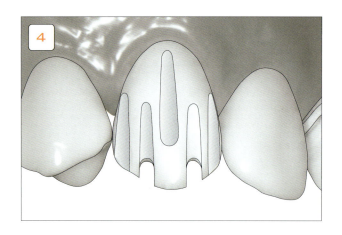

図3-13d　尖頭削除のためのガイドグルーブ。黄色線バーを用いて**深さ2mm**のガイドグルーブを2本形成して**ガイドグルーブの形成完了**。

STEP2. 尖頭削除

歯の長軸に対し45°の角度となるように尖頭を2.0mm切削する（**図3-14a、b**）。近心と遠心では傾斜が異なる2面に形成する。黄色線のダイヤモンドバーを用いる。尖頭の削除が不十分だと、セラモメタルクラウンの尖頭部付近の透明感の再現が困難になる。

図3-14a　**黄色線バー**を用いて、**尖頭と平行に削除**。

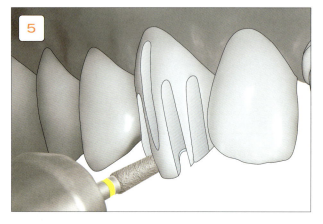

図3-14b　尖頭削除完了。

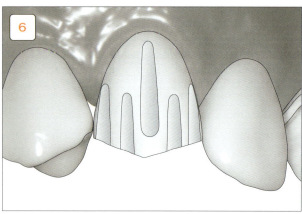

2. 上顎犬歯 ＜STEP3＞唇側軸面形成

STEP3. 唇側軸面形成

　黄色線のダイヤモンドバーを用いてガイドグルーブに沿いながら唇面の尖頭寄り1/2の部位を形成する（図3-15a）。この部の削除量は最終的に1.0mmとなる。唇面の隅角部では髄角に近接するおそれがあるため、唇面の形態に合わせた形成が不可欠であり、必要以上に削除しないよう注意する。

　同じ、ダイヤモンドバーを用いて、歯の長軸と平行に歯頸部寄りの唇面歯質を形成する。このとき隣接面はコンタクトポイントのわずかに手前まで形成し、両隣接面には3°のテーパーの切痕を付与する。これで唇側軸面形成の2面形成が完了する（図3-15b〜e）。歯頸部には深さ0.6〜0.8mmのヘビーシャンファーのフィニッシュラインが形成されることになる。

図3-15a　**黄色線バー**を使用。尖頭寄りの2本のガイドグルーブに沿って、**唇側の尖頭寄り第1面を形成**。

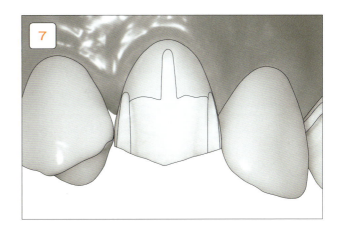

図3-15b　歯頸部寄りのガイドグルーブに沿って、**唇側の歯頸部寄り第2面を形成**。

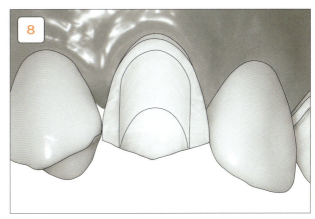

第3章 前歯セラモメタルクラウンの支台歯形成

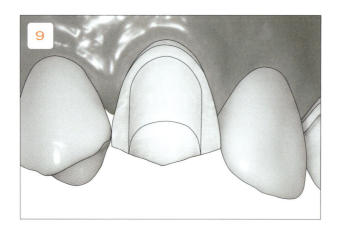

図 3-15c　尖頭削除と唇側軸面形成を完了：唇面観。

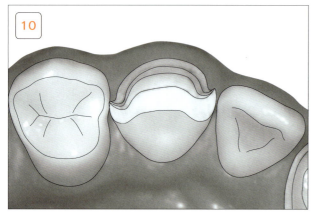

図 3-15d　尖頭削除と唇側軸面形成を完了：切縁観。

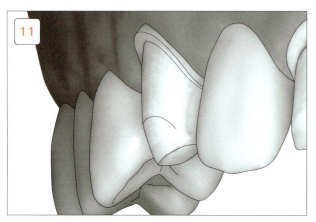

図 3-15e　唇側軸面の2面形成を完了：近心面観。

2. 上顎犬歯　＜STEP4＞隣接面形成

STEP4. 隣接面形成

　赤色線バーで隣接面を形成する。歯軸と平行にバーを立てながら、唇側から舌側方向へまっすぐに押し進めて削除する。これで隣在歯を傷つけることなく、かつ、幅0.4mmのフィニッシュラインを形成できる（図3-16a〜c）。もうひとつ重要なのは、バー先端の高さを歯間乳頭の歯肉縁の形態に合わせて垂直的にコントロールしつつ形成を進めることである。要は、歯肉を傷つけないよう注意し、この段階では歯肉縁の高さにフィニッシュラインをとどめておく。

図3-16a　**赤色線バー**を使用。**歯間乳頭の高さに合わせて隣接面形成。**

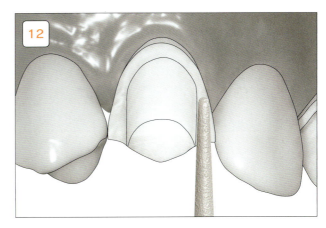

図3-16b　隣接面形成完了：唇面観。

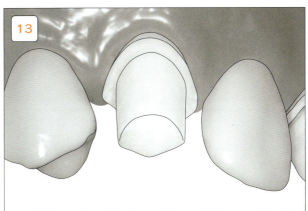

図3-16c　隣接面形成完了：尖頭観。

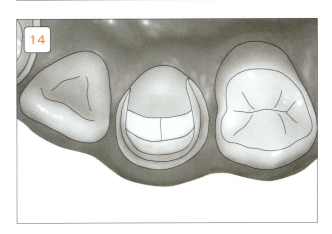

第3章　前歯セラモメタルクラウンの支台歯形成

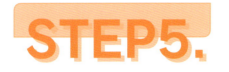 舌側軸面形成

　黄色線のダイヤモンドバーを用いて舌側軸面を形成する。この軸面は高さを減じすぎないよう注意する。そのためにバーを唇側へ傾斜させて軸面を形成し、高さを確保するとよい（図3-17a）。また、舌側軸面が唇面の歯頸部寄り半分の軸面と10°前後の傾斜になるよう慎重に形成する。フィニッシュラインは幅0.3mmのシャンファーに形成し、隣接面部で唇側のショルダーと舌側寄り2/3付近で移行させる（図3-17b）。

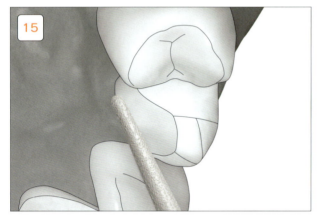

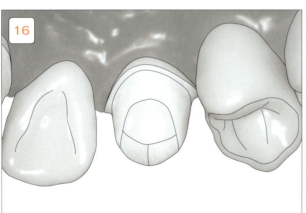

図3-17a　**黄色線バー**を使用。

図3-17b　舌側軸面の高さを維持すべく、**バーを唇側へ倒して形成**。

2. 上顎犬歯 ＜STEP6＞舌面形成

STEP6. 舌面形成

桃色線の蕾状のダイヤモンドバーを使用する（図3-18a）。舌面は、対合歯との間に1.0mmのクリアランスが得られるように形成する。このとき舌面を削りすぎて、舌側軸壁の高さを減じないように注意する（図3-18b、c）。

図 3-18a　桃色線バーは蕾型で、前歯舌面の凹陥を形成するのに用いる。

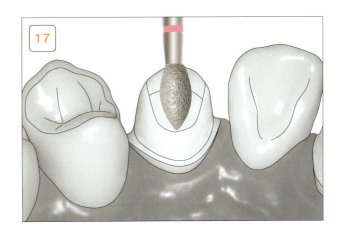

図 3-18b　舌側軸面の高さを減じないよう気をつける。

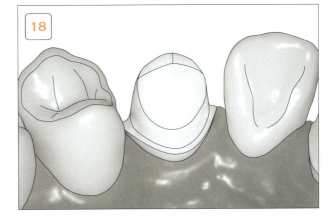

図 3-18c　対合歯とのクリアランスを1mm以上確保する。

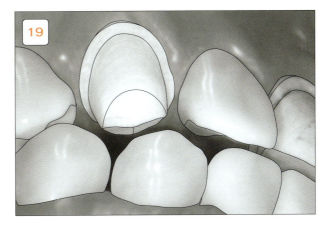

第3章　前歯セラモメタルクラウンの支台歯形成

STEP7. 唇面の３面形成

　唇面の尖頭付近の審美的配慮から、唇面の尖頭寄りを幅1.0mmほどカットバックし、唇側軸面は最終的に３面形成にする（図3-19a〜c）。黄色線のダイヤモンドバーを用いる。

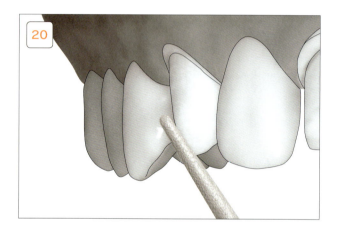

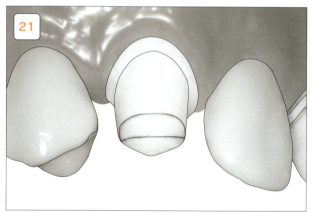

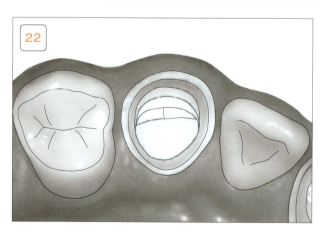

図3-19a　黄色線バーを使い、唇面の尖頭寄りに第３面を形成。

図3-19b　幅１mmの第３面。クラウン尖頭部の透明感と色調の再現が目的。

図3-19c　尖頭の幅は確保。

2. 上顎犬歯 ＜STEP8＞ショルダー形成

STEP8. ショルダー形成

唇側のショルダーの形成にはエンドカッティングバーを用いる。中速のマイクロモーター・ハンドピースを併用して遊離エナメル質を除去しつつ、フィニッシュラインの位置を歯肉縁の高さに設定する。歯肉縁下のフィニッシュラインの設定は、印象採得に先立って、歯肉圧排下で実施する。このとき唇側歯軸に対するショルダーの角度は、隣接面部で直角、唇面中央部では135°になるよう形成する（図3-20a、b）。

図3-20a エンドカッティングバーを中速FGコントラと併用。**隣接部ではバーを立てて使う。**

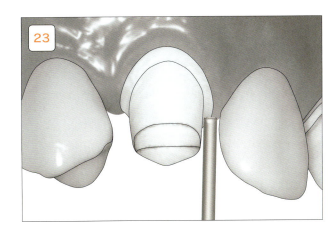

図3-20b 唇側に向かうにつれて**バーを前傾させ、**遊離エナメルを除去するよう形成。通常は**歯肉圧排して、**歯肉縁下形成を行う。

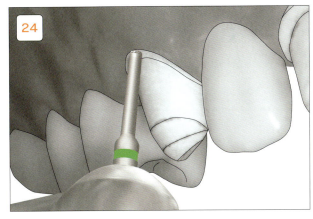

3 下顎犬歯

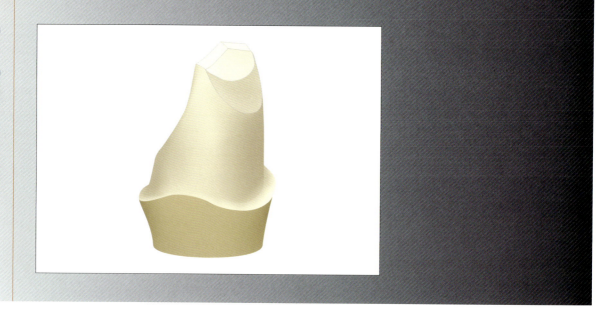

セラモメタルクラウンのための下顎犬歯の支台歯形態を図 3-21 に示す。

1）尖頭削除はクラウンの尖頭部の審美性の回復に役立つ。また、咬合機能の回復のために十分な削除が必要。
2）軸面形成（唇面、舌面、隣接面）は保持抵抗形態、正常な歯冠形態および審美性の再現に不可欠。
3）舌面は通常は咬合機能に関与しないため、正常な形態を再現できる削除量にとどめる。
4）ショルダーとシャンファーのフィニッシュラインはマージンの精密な適合を可能にする。

形成順序は次のとおりである（表 3-3）。

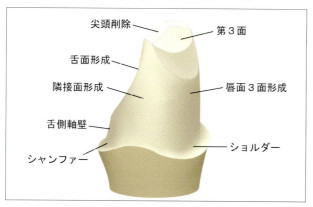

図 3-21　セラモメタルクラウンのための下顎犬歯の支台歯形態。
表 3-3　下顎犬歯の支台歯形成順序

形成ステップ

STEP1．　ガイドグルーブ
↓
STEP2．　尖頭削除
↓
STEP3．　唇側軸面形成
↓
STEP4．　隣接面形成
↓
STEP5．　舌側軸面形成
↓
STEP6．　舌面形成
↓
STEP7．　唇面の３面形成
↓
STEP8．　ショルダー形成

使用するバー

黄色線バー

赤色線バー

桃色線バー

緑色線バー（エンドカッティングバー）

3. 下顎犬歯 ＜STEP1＞ガイドグルーブ

STEP1. ガイドグルーブ

　下顎犬歯のガイドグルーブは尖頭部に2本、唇面の尖頭寄り1/2に2本、さらに歯頸部寄り1/2に3本、それぞれ設定する（図3-22）。黄色線のダイヤモンドバーをノギスとして用い、深さ1.0mmのガイドグルーブを唇面尖頭寄り1/2と平行に2本、さらに歯頸部寄り1/2に深さ0.8mmのガイドグルーブを歯の長軸と平行になるよう唇面の中央部と近遠心隅角部に3本形成する。尖頭寄り1/2と歯頸部寄り1/2では削除する方向が異なる。続いて、尖頭に深さ2mmのガイドグルーブを2本形成する。

> 図3-22　**黄色線バー**を用いて、**唇面の歯頸部寄りに3本、尖頭寄りに2本**のガイドグルーブを設定。唇側軸面の2面形成のガイドにする。また、**尖頭に深さ2mm**のガイドグルーブを2本形成してガイドグルーブの形成完了。

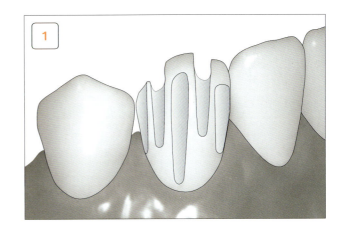

STEP2. 尖頭削除

　歯の長軸に対し45°の角度となるように尖頭を2.0mm切削する（図3-23）。近心と遠心では傾斜が異なる2面に形成する。黄色線のダイヤモンドバーを用いる。尖頭の削除が不十分だと、セラモメタルクラウンの尖頭部付近の透明感の再現が困難になる。

> 図3-23　**黄色線バー**を用いて、尖頭と平行に削除。

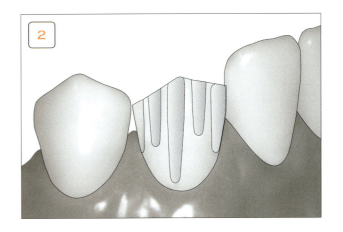

第3章 前歯セラモメタルクラウンの支台歯形成

STEP3. 唇側軸面形成

　黄色線のダイヤモンドバーを用いてガイドグルーブに沿いながら唇面の尖頭寄り1/2の部位を形成する（図3-24a）。この部の削除量は最終的に1.0mmとなる。唇面の近遠心隅角部では髄角に接近するおそれがあるため唇面の形態に合わせた形成が不可欠であり、必要以上に削除しないよう注意する。

　同じ、ダイヤモンドバーを用いて、歯の長軸と平行に歯頸部寄りの唇面歯質を形成する。このとき隣接面はコンタクトポイントのわずかに手前まで形成し、両隣接面には3°のテーパーの切痕を付与する（図3-24b）。唇面の尖頭寄り1/2の部位と歯頸部寄り1/2の部位では豊隆が異なるので、バーの方向には特に気をつける（図3-24c、d）これで唇側軸面形成の2面形成が完了する（図3-24e）。歯頸部には深さ0.6～0.8mmのヘビーシャンファーのフィニッシュラインが形成されることになる。

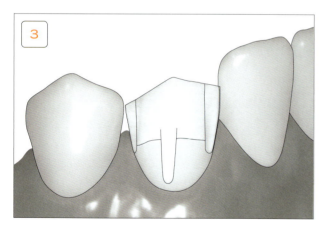

図3-24a　**黄色線バー**を使用。尖頭寄りの2本のガイドグルーブに沿って、**唇側の第1面を形成**。

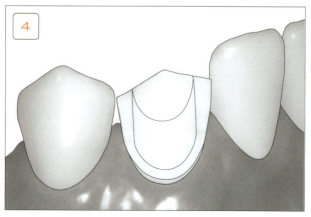

図3-24b　歯頸部寄りのガイドグルーブに沿って、**唇側の第2面を形成**。

3. 下顎犬歯 ＜STEP3＞唇側軸面形成

図 3-24c **唇側軸面形成完了**：尖頭寄りの削除方向。

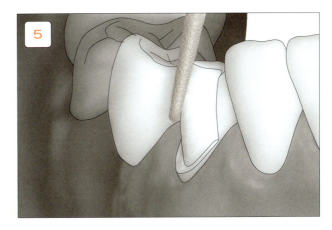

図 3-24d **唇側軸面形成完了**：歯頸部寄りの削除方向。

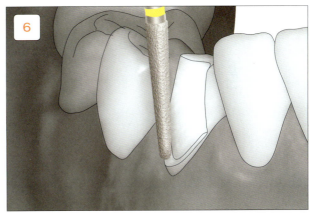

図 3-24e **唇側軸面の2面形成完了**：近心面観。

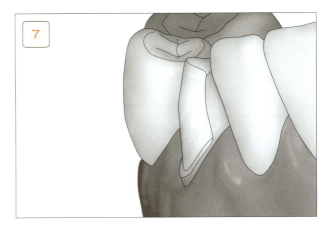

第3章　前歯セラモメタルクラウンの支台歯形成

STEP4. 隣接面形成

赤色線バーで隣接面を形成する。歯軸と平行にバーを立てながら、唇側から舌側方向へまっすぐに押し進めて削除する。これで隣在歯を傷つけることなく、かつ、幅0.4mmのフィニッシュラインを形成できる（図3-25a、b）。もうひとつ重要なのは、バー先端の高さを歯間乳頭の歯肉縁の形態に合わせて垂直的にコントロールしつつ形成を進めることである。歯肉を傷つけないよう注意し、この段階では歯肉縁の高さにフィニッシュラインをとどめておく。

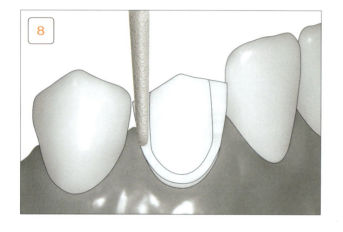

図3-25a　赤色線バーを使用。歯間乳頭の高さに合わせて隣接面形成。

図3-25b　隣接面形成完了：唇面観。

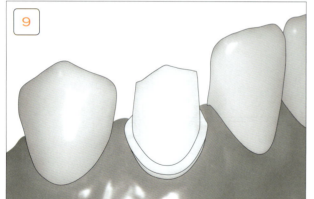

STEP5. 舌側軸面形成

黄色線のダイヤモンドバーを用いて舌側軸面を形成する。この軸面は高さを減じすぎないよう注意する。そのためにバーを唇側へ傾斜させて軸面を形成し、高さを確保するとよい（図3-26a）。また、舌側軸面が唇面の歯頸部寄り半分の軸面と10°前後の傾斜になるよう慎重に形成する。フィニッシュラインは幅0.3mmのシャンファーに形成し、隣接面部で唇側のショルダーと舌側寄り2/3付近で移行させる（図3-26b）。

3. 下顎犬歯　＜STEP6＞舌面形成

図 3-26a　**黄色線バー**を使用。

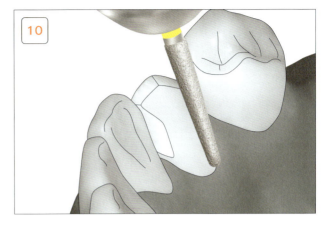

図 3-26b　舌側軸面の高さを維持すべく、**バーを唇側へ倒して形成**。

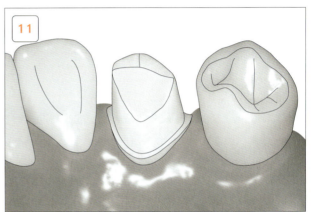

STEP6. 舌面形成

　桃色線の蕾状のダイヤモンドバーを使用する（図3-27a）。下顎犬歯の舌面は咬合機能に直接関与しないから、クラウンの厚みが十分にとれるだけの削除量でよい（通常1mm）。このとき舌面を削りすぎて、舌側軸壁の高さを減じないように注意する（図3-27b）。

図 3-27a　**桃色線バー**は蕾型で、**前歯舌面の凹陥を形成する**のに用いる。

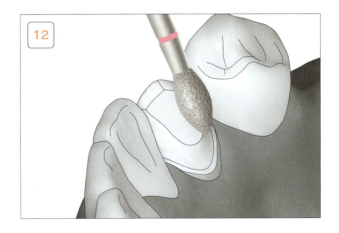

第3章　前歯セラモメタルクラウンの支台歯形成

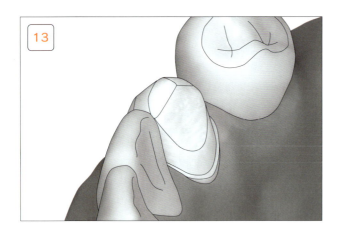

図3-27b　舌側軸面の高さを減じないよう気をつける。

STEP7. 唇面の３面形成

　唇面の尖頭付近の審美的配慮から、唇面の尖頭寄りを幅1.0mmほどカットバックし、唇側軸面は最終的に３面形成にする。黄色線のダイヤモンドバーを用いる（図3-28a、b）。

図3-28a　**黄色線バー**を使い、唇面の尖頭寄りに第３面を形成。

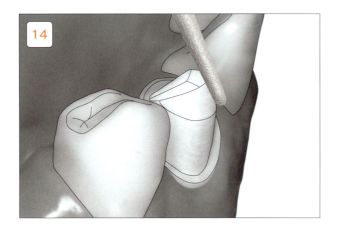

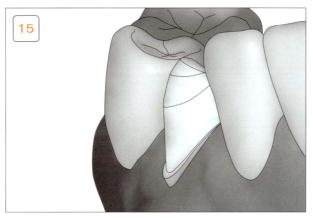

図3-28b　幅1mmの第３面。**クラウン尖頭部の透明感と色調の再現が目的。**

3. 下顎犬歯 ＜STEP8＞ショルダー形成

STEP8. ショルダー形成

唇側のショルダーの形成にはエンドカッティングバーを用いる。中速のマイクロモーター・ハンドピースを併用して遊離エナメル質を除去しつつ、フィニッシュラインの位置を歯肉縁の高さに設定する。歯肉縁下のフィニッシュラインの設定は、印象採得に先立って、歯肉圧排下で実施する。このとき唇側歯軸に対するショルダーの角度は、隣接面部で直角、唇面中央部では135°になるよう形成する（図3-29a〜e）。

図 3-29a　エンドカッティングバーを中速FGコントラと併用。**隣接部ではバーを立てて使う。**

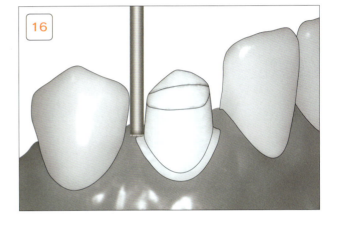

図 3-29b　唇側に向かうにつれて**バーを前傾させ、遊離エナメルを除去するよう形成。**

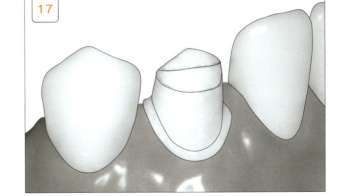

第3章　前歯セラモメタルクラウンの支台歯形成

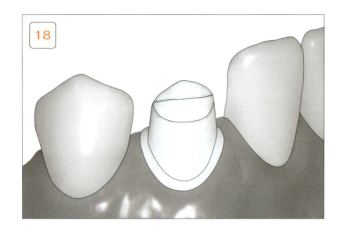

図 3-29c　通常は歯肉圧排して、歯肉縁下形成を行う。**形成完了**：唇面観。

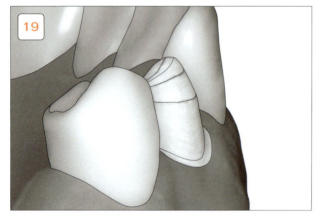

図 3-29d　**形成完了**：隣接面観。

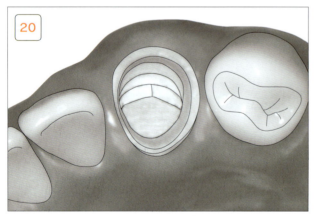

図 3-29e　**形成完了**：尖頭観。

第4章
臼歯セラモメタルクラウンの支台歯形成

第4章 臼歯セラモメタルクラウンの支台歯形成

はじめに

臼歯セラモメタルは、審美性の観点から、特に小臼歯に適用されることが多い。前歯セラモメタルと同様、支台歯と適合するメタルコーピングの表面にポーセレンを築盛焼成して製作される。前歯部とは異なり、臼歯部では咬合圧に対する配慮から咬合面をメタルにする症例と審美性を優先して咬合面をポーセレンにする症例とで咬合面の削除量が異なる。

図4-1にセラモメタルクラウンの小臼歯の一般的な支台歯形態と削除量を示す。上顎と下顎、および咬合面をメタルにするか、ポーセレンにするかで削除量が異なるため、注意が必要である（表4-1）。

上顎臼歯の咬合面は、舌側咬頭が機能咬頭であるため、対合歯とのクリアランスはメタル咬合面で1.5mm、ポーセレン咬合面で2.0mm必要になる。頰側咬頭ではメタル咬合面で1.0mm、ポーセレン咬合面で1.5mmのクリアランスが必要になる。また、上顎臼歯の頰側軸面は審美性への配慮から1.0mm以上の削除が要求される。フィニッシュラインは頰側ではショルダー、舌側ではシャンファーとする。

下顎臼歯の咬合面は、頰側咬頭が機能咬頭であるため、対合歯とのクリアランスはメタル咬合面で1.5mm、ポーセレン咬合面で2.0mm必要になる。中心溝と舌側咬頭ではメタル咬合面で1.0mm、ポーセレン咬合面で1.5mmのクリアランスが必要になる（図4-2）。また、頰側軸面はポーセレン被覆になるため、審美性への配慮から1.0mm以上の削除が要求される。フィニッシュラインは頰側をショルダー、舌側をシャンファーに形成する。

表4-1 臼歯の咬合面の削除量

		メタル咬合面	ポーセレン咬合面
上顎臼歯	頰側咬頭（非機能咬頭）	1.0mm	1.5mm
	中心溝	1.0mm	1.5mm
	舌側咬頭（機能咬頭）	1.5mm	2.0mm
下顎臼歯	頰側咬頭（機能咬頭）	1.5mm	2.0mm
	中心溝	1.0mm	1.5mm
	舌側咬頭（非機能咬頭）	1.0mm	1.5mm

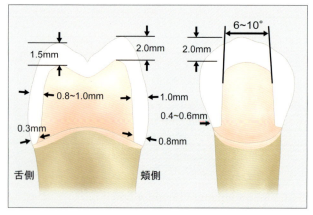

図4-1 セラモメタルクラウンのための下顎小臼歯の削除量（ポーセレン咬合面）。

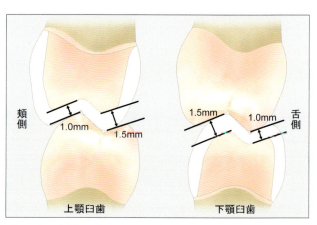

図4-2 上顎臼歯と下顎臼歯のメタル咬合面の削除量。ポーセレン咬合面では、さらに0.5mmの削除が必要。

1 上顎小臼歯

図4-3にセラモメタルクラウンのための上顎小臼歯の支台歯形態を示す。

1）咬合面削除は咬合機能の回復に役立つ。舌側咬頭外斜面に機能咬頭ベベルを付与。ポーセレン咬合面の場合、審美性回復のための十分な削除量が不可欠。

2）軸面形成（頬側、舌側、隣接）は保持抵抗形態および適正な形態の付与に必要。また、頬側軸面形成は審美性の再現のための多面形成と十分な削除量が必須。

3）ショルダーとシャンファーのフィニッシュラインはマージンの精密な適合を可能にする。

形成順序は次のとおりである（**表4-2**）。

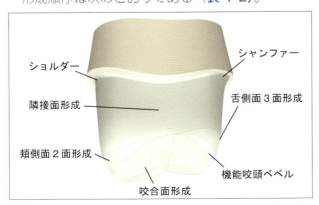

図4-3 セラモメタルのための上顎小臼歯の支台歯形態。
表4-2 上顎小臼歯の支台歯形成順序

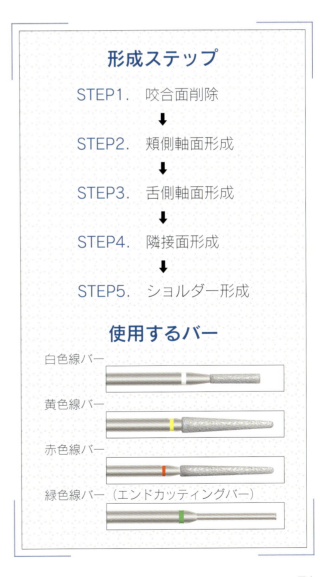

形成ステップ

STEP1. 咬合面削除
↓
STEP2. 頬側軸面形成
↓
STEP3. 舌側軸面形成
↓
STEP4. 隣接面形成
↓
STEP5. ショルダー形成

使用するバー

白色線バー

黄色線バー

赤色線バー

緑色線バー（エンドカッティングバー）

第4章　臼歯セラモメタルクラウンの支台歯形成

以下では、ポーセレン咬合面の支台歯形成について解説する。メタル咬合面の場合は、咬合面の削除量が0.5mm少なくなる点だけが異なる。STEP2以下は同じ術式である。

STEP1. 咬合面削除

まず、ガイドグルーブを設定する。ガイドグルーブは咬合面の削除量を決定するために不可欠である。上顎臼歯では舌側咬頭（機能咬頭）に深さ2.0mm、頬側咬頭には深さ1.5mmのガイドグルーブをそれぞれ形成する。中央溝の部分は1.5mmの深さにとどめておく。1咬頭に3本を目安とする。ダイヤモンドバーは白色線（直径1.0mmのシリンダー状）を使用する（図4-4a、b）。

ガイドグルーブをガイドにして固有咬合面を多斜面形態に形成する。

続いて、機能咬頭ベベルの形成に移る（図4-4c）。舌側咬頭の外斜面を歯軸に対して45°の角度で1.5mmの深さだけ削除する。機能咬頭ベベルは歯冠長の咬合面寄り1/3の高さにとどめることが大切である。白色線のダイヤモンドバー（71ページ表4-2）を用いる。咬合面削除が完了した状態を図4-4dに示す。

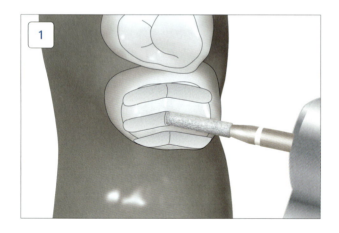

図4-4a　**ガイドグルーブの設定**。1咬頭に3本を目安とする。白色線バーを使用して形成。

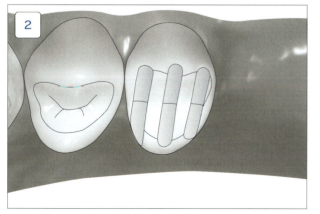

図4-4b　頬側咬頭と中心溝では1.5mm、舌側咬頭（機能咬頭）では2.0mmの深さに設定。

1. 上顎小臼歯　＜STEP2＞頬側軸面形成

図 4-4c　固有咬合面の削除を完了したら、機能（舌側）咬頭外斜面に機能咬頭ベベルを形成。白色線バー（71ページ表 4-2）を 45°傾斜させて使用。

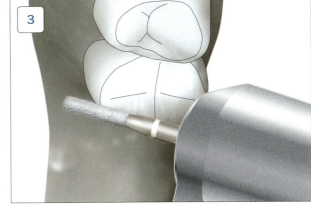

図 4-4d　咬合面削除を完了：咬合面観。

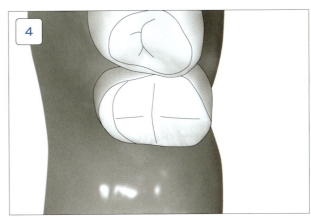

STEP2. 頬側軸面形成

　上顎小臼歯のガイドグルーブは頬側軸面の咬頭寄り 1/2 に 2 本、さらに歯頚部寄り 1/2 に 3 本、それぞれ設定する。黄色線のダイヤモンドバー（71 ページ表 4-2）をノギスとして用い、深さ 1.0mm のガイドグルーブを咬頭寄り 1/2 と平行に 2 本、さらに歯頚部寄り 1/2 に深さ 0.8mm のガイドグルーブを歯の長軸と平行になるよう頬面の中央部と近遠心隅角部に 3 本形成する。咬頭寄り 1/2 と歯頚部寄り 1/2 では削除する方向が異なる（図 4-5a～c）。

　同じバーを用いてガイドグルーブに沿いながら頬面の咬頭寄り 1/2 の部位を形成する（図 4-5d）。この部分の削除量は最終的に 1.0mm となる。頬面では髄角に接近する恐れがあるから頬面の形態に合わせた形成が不可欠であり、必要以上に削除しないよう注意する。

　続いて、歯の長軸と平行に歯頚部寄りの頬面歯質を形成する。このとき隣接面はコンタクト・ポイントのわずかに手前まで形成し、両隣接面には 3°のテーパーの切痕を付与する（図 4-5e）。これで頬側軸面形成の 2 面形成が完了する（図 4-5f）。歯頚部には深さ 0.8mm のヘビーシャンファーのフィニッシュラインが形成されることになる。

第4章 臼歯セラモメタルクラウンの支台歯形成

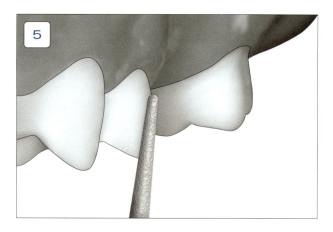

図4-5a 頬側軸面は**2面形成にする**ため、咬頭頂寄り1面の方向と歯頸部寄りの1面の方向は異なる。黄色線バーを使用し、**咬頭寄りの1面のガイドグルーブを付与**。バーの方向に注意。

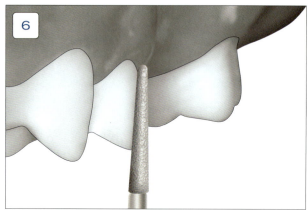

図4-5b 頬側軸面に**歯頸部寄りの1面のガイドグルーブを付与**。バーの方向に注意。

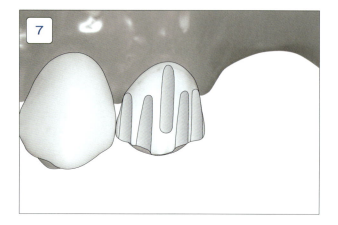

図4-5c 2面形成のための**ガイドグルーブを形成**したところ。

1. 上顎小臼歯 ＜STEP2＞頬側軸面形成

図 4-5d　咬頭頂寄りの1面を削除。

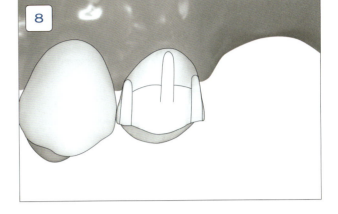

図 4-5e　歯頸部寄りの1面を削除。

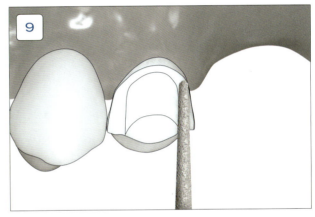

図 4-5f　頬側軸面の2面形成完了。

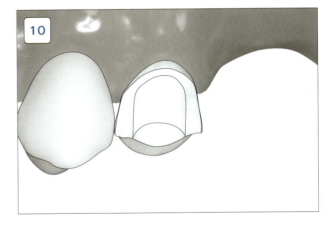

第4章 臼歯セラモメタルクラウンの支台歯形成

STEP3. 舌側軸面形成

　舌側軸面の歯頸部寄り半分の高さはテーパー3°に形成する。ダイヤモンドバーは黄色線（71ページ**表4-2**）を使用し、歯軸と平行に移動させて軸面を形成する。この段階で舌側は機能咬頭ベベルを含む2面、頬側は2面に形成されていることになる（**図4-6a、b**）。

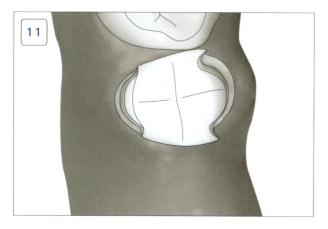

図4-6a　舌側軸面に歯頸部寄りの豊隆に合わせてガイドグルーブを形成したら、**歯頸部寄りの1面を削除**。黄色線バーを使用。咬合面観。

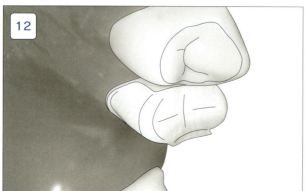

図4-6b　同、近心面観。

STEP4. 隣接面形成

　隣接軸面の形成では、隣在歯を傷つけないよう黄色線バーよりも全体に細長い形態の赤色線ダイヤモンドバーを用いる（71ページ**表4-2**）。このバーを頬舌側の歯間鼓形空隙に垂直に立てて、鋸を引くように上下させて隣接面を形成する。テーパーは3°になるよう削除を進める（**図4-7a〜c**）。

1. 上顎小臼歯 ＜STEP4＞隣接面形成

隣接面形成を完了したら、舌側軸面を3面に形成すべく、歯頸部寄り軸面と機能咬頭ベベルとの中間に1面を付与する（図4-7d、e）。黄色線バーを使う。

これで、軸面と隣接面の形成が完了する（図4-7f）。

図4-7a　赤色線バーを使って**近心隣接面を形成**。

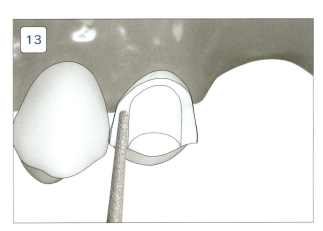

図4-7b　遠心隣接面を同じ要領で形成して、隣接面形成を完了。咬合面観。

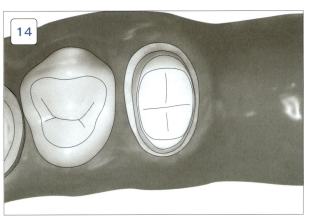

図4-7c　**隣接面形成を完了**：頬側面観。

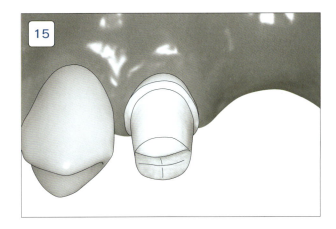

第4章　臼歯セラモメタルクラウンの支台歯形成

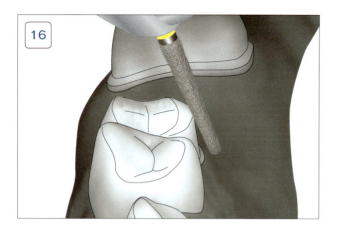

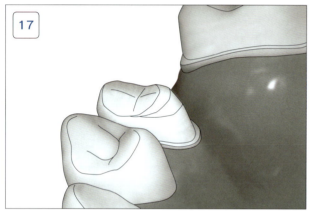

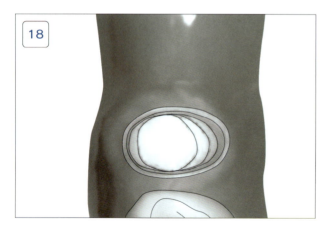

図 4-7d　この段階で、**舌側軸面を３面形成**にする。黄色線バーを使用。

図 4-7e　**舌側軸面の３面形成完了**：近心面観。

図 4-7f　**軸面形成完了**：咬合面観。

1. 上顎小臼歯 ＜STEP5＞ショルダー形成

STEP5. ショルダー形成

頬側のショルダーの形成にはエンドカッティング・バーを用いる（71ページ表4-2）。中速のマイクロモーター・ハンドピースを併用して遊離エナメル質を除去しつつ、フィニッシュラインの位置を歯肉縁の高さに設定する。歯肉縁下のフィニッシュラインの設定は、印象採得に先立って、歯肉圧排下で実施する。このとき唇側歯軸に対するショルダーの角度は、隣接面部で直角、唇面中央部では135°になるよう形成する（図4-8a～e）。

図4-8a　エンドカッティングバーを中速FGコントラと併用。**隣接部ではバーを立てて使う。**

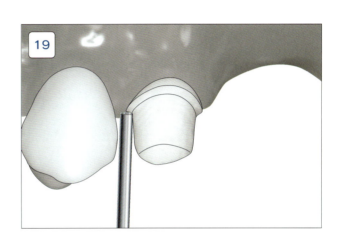

図4-8b　頬側に向かうにつれてバーを前傾させ、**遊離エナメルを除去するよう形成。**

図4-8c　通常は歯肉圧排して歯肉縁下形成を行う。形成完了：頬側面観。

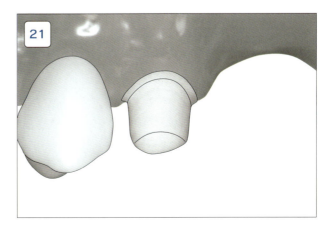

第4章　臼歯セラモメタルクラウンの支台歯形成

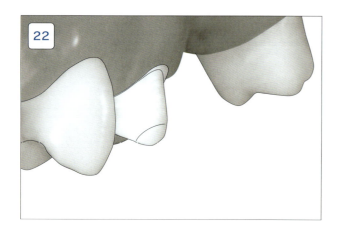

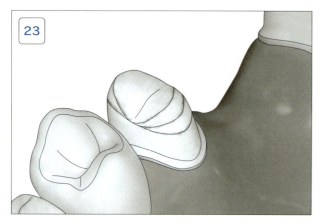

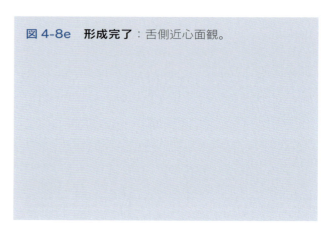

図4-8d　形成完了：頰側近心面観。

図4-8e　形成完了：舌側近心面観。

2 下顎小臼歯

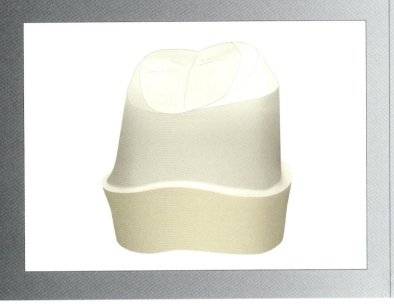

　図4-9にセラモメタルクラウンのための下顎小臼歯の支台歯形態を示す。

1）咬合面削除は咬合機能の回復に役立つ。頬側咬頭外斜面に機能咬頭ベベルを付与。ポーセレン咬合面の場合、審美性回復のための充分な削除量が不可欠。

2）軸面形成（頬側、舌側、隣接）は保持抵抗形態および適正な形態の確保に必要。また、頬側軸面形成は審美性の再現のための多面形成と充分な削除量が必須。

3）ショルダーとシャンファーのフィニッシュラインはマージンの精密な適合を可能にする。

　形成順序は次のとおりである（表4-3）。

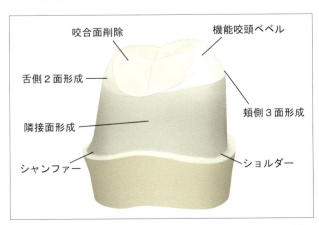

図4-9　セラモメタルのための下顎小臼歯の支台歯形態。
表4-3　下顎小臼歯の支台歯形成順序

形成ステップ

STEP1.　咬合面削除
　　↓
STEP2.　頬側軸面形成
　　↓
STEP3.　舌側軸面形成
　　↓
STEP4.　隣接面形成
　　↓
STEP5.　ショルダー形成

使用するバー

白色線バー
黄色線バー
赤色線バー
緑色線（エンドカッティングバー）

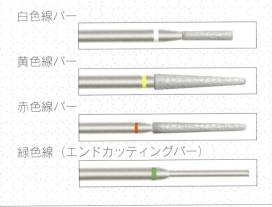

第4章 臼歯セラモメタルクラウンの支台歯形成

STEP 1. 咬合面削除

　まず、ガイドグルーブを設定する。下顎臼歯では頬側咬頭（機能咬頭）に深さ2.0mm、舌側咬頭には深さ1.5mmのガイドグルーブをそれぞれ形成する。中央溝の部分は1.5mmの深さにとどめておく。1咬頭に3本を目安とする。ダイヤモンドバーは白色線（直径1.0mmのシリンダー状、81ページ表4-3）を使用する（図4-10a、b）。

　同じバーでガイドグルーブをガイドにして固有咬合面を多斜面形態に形成する（図4-10c）。

　続いて、機能咬頭ベベルの形成に移る（図4-10d）。頬側咬頭の外斜面を歯軸に対して45°の角度で1.5mmの深さだけ削除する。機能咬頭ベベルは歯冠長の咬合面寄り1/3の高さにとどめることが大切である。白色線のダイヤモンドバーを用いる。咬合面削除が完了した状態を図4-10eに示す。

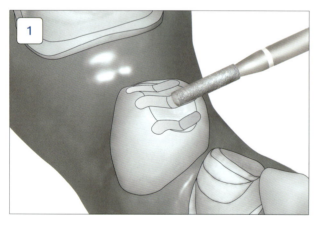

図4-10a　ガイドグルーブの設定：1咬頭に3本を目安とする。白色線バーを使用して形成。

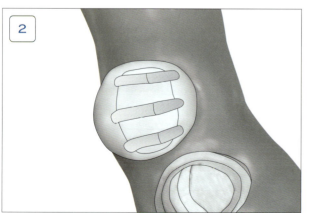

図4-10b　頬側咬頭（機能咬頭）では2.0mm、舌側咬頭と中心溝では1.5mmの深さに設定。

2. 下顎小臼歯　＜STEP2＞頬側軸面形成

図 4-10c　固有咬合面の削除を完了。

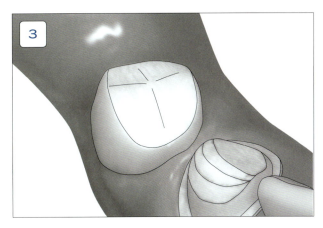

図 4-10d　機能（舌側）咬頭外斜面に機能咬頭ベベルを形成。白色線バーを 45°傾斜させて使用。

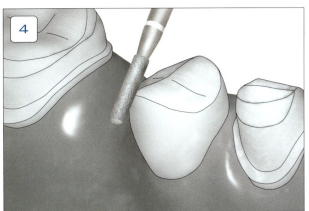

図 4-10e　咬合面削除完了：近心面観。

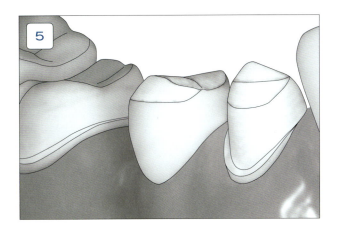

STEP2. 頬側軸面形成

　黄色線のダイヤモンドバー（81 ページ表 4-3）をノギスとして用い、深さ 1.0mm のガイドグルーブを咬頭寄り 1/2 と平行に 2 本、さらに歯頸部寄り 1/2 に深さ 0.8mm のガイドグルーブを歯の長軸と平行になるよう頬面の中央部と近遠心隅角部に 3 本形成する。咬頭寄り 1/2 と歯頸部寄り 1/2 では削除する方向が異なる（図 4-11a〜c）。

　同じバーを用いてガイドグルーブに沿いながら頬

第4章　臼歯セラモメタルクラウンの支台歯形成

面の咬頭寄り1/2の部位を形成する。この部の削除量は最終的に1.0mmとなる。頬側軸面の切削に際しては髄角に接近する恐れがあるから頬面の形態に合わせた均一な形成が不可欠であり、必要以上に削除しないよう注意する。

続いて、歯の長軸と平行に歯頚部寄りの頬側歯質を形成する。このとき隣接面はコンタクト・ポイントのわずかに手前まで形成し、両隣接面には3°のテーパーの切痕を付与する。これで頬側軸面の3面形成（機能咬頭ベベルと頬側軸面の2面）が完了する（図4-11d、e）。歯頚部には深さ0.8mmのヘビーシャンファーのフィニッシュラインが形成されることになる。

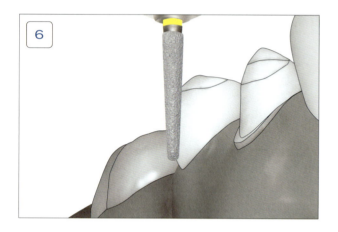

図4-11a　頬側軸面を2面形成にするため、方向が異なる咬頭頂寄りの1面と歯頚部寄りの1面を形成する。頬側軸面の歯頚部寄りの1面の切削方向。黄色線バーを使用。

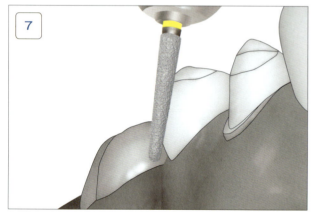

図4-11b　頬側軸面の咬頭頂寄りの1面の切削方向。

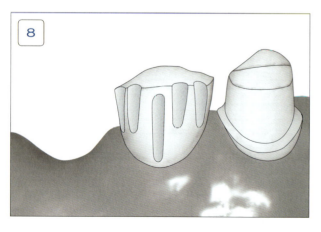

図4-11c　2面形成のためのガイドグルーブを形成。

2. 下顎小臼歯 ＜STEP3＞舌側軸面形成

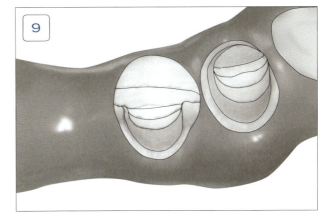

図4-11d 咬頭頂寄りの1面と歯頸部寄りの1面に機能咬頭ベベルを合わせて、**3面形成**になる。咬合面観。

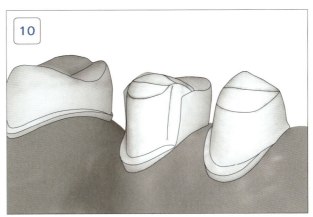

図4-11e 同、近心頬側面観。

STEP3. 舌側軸面形成

舌側軸面の歯頸部寄り2/3はテーパー3°に形成する。ダイヤモンドバーは黄色線を使用し（81ページ表4-3）、歯軸と平行に移動させて軸面を形成する。この段階で舌側は1面、頬側は3面に形成されていることになる（図4-12）。次の隣接面形成をしたのちに、舌側軸面を2面に形成する。

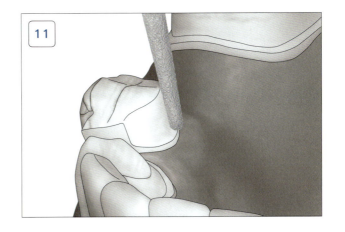

図4-12 舌側軸面に歯頸部寄りの豊隆に合わせてガイドグルーブを形成したら、歯頸部寄りの1面を削除。黄色線バーを使用。近心面観。

第4章 臼歯セラモメタルクラウンの支台歯形成

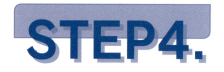

STEP4. 隣接面形成

隣接軸面の形成では、赤色線ダイヤモンドバーを用いる（81ページ表4-3）。このバーを頬舌側の歯間鼓形空隙に垂直に立てて、鋸を引くように上下させて隣接面を形成する。テーパーは3°になるよう削除を進める（図4-13a、b）。

隣接面形成を完了したら、舌側軸面を2面に形成すべく、咬頭寄りに1面を付与し、2面形成とする（図4-13c、d）。黄色線バーを使う。

これで、軸面と隣接面の形成が完了する。

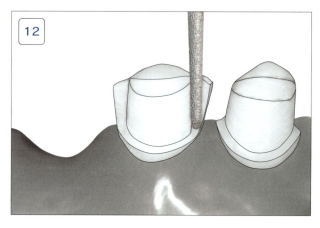

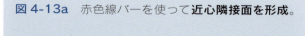
図4-13a　赤色線バーを使って**近心隣接面を形成**。

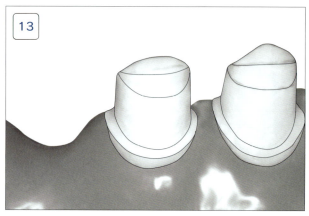

図4-13b　**遠心隣接面を同じ要領で形成**して、隣接面形成を完了。頬側面観。

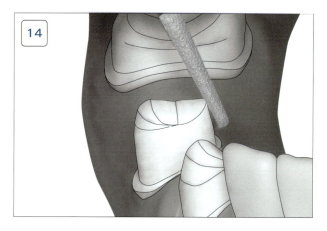

図4-13c　この段階で、**舌側軸面を2面形成にする**。黄色線バーを使用。

2. 下顎小臼歯 ＜STEP5＞ショルダー形成

図 4-13d 舌側軸面の2面形成完了：近心面観。

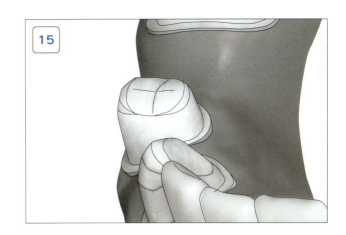

STEP5. ショルダー形成

頬側のショルダーの形成にはエンドカッティング・バーを用いる（81ページ**表 4-3**）。中速のマイクロモーター・ハンドピースを併用して遊離エナメル質を除去しつつ、フィニッシュラインの位置を歯肉縁の高さに設定する（**図 4-14a、b**）。歯肉縁下のフィニッシュラインの設定は、歯肉圧排下で実施する。このとき唇側歯軸に対するショルダーの角度は、隣接面部で直角、唇面中央部では135°になるよう形成する（**図 4-14c～f**）。

図 4-14a エンドカッティングバーを中速 FG コントラと併用。**隣接部ではバーを立てて使う。**

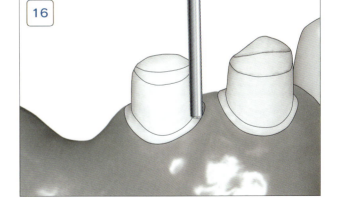

図 4-14b 頬側に向かうにつれてバーを前傾させ、**遊離エナメルを除去するよう形成。**

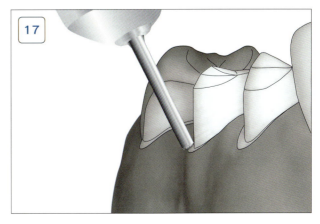

第4章 臼歯セラモメタルクラウンの支台歯形成

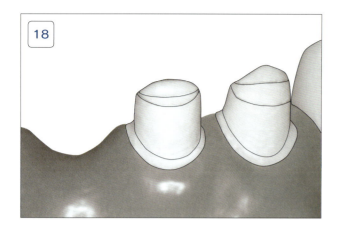

図4-14c 通常は**歯肉圧排**して歯肉縁下形成を行う。形成完了：頰側面観。

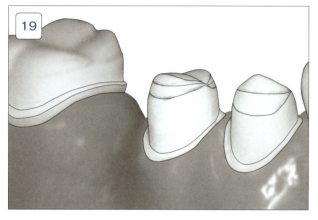

図4-14d 形成完了：頰側近心面観。

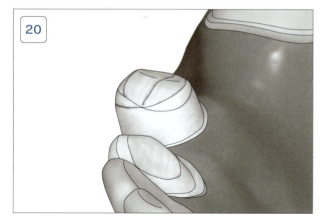

図4-14e 形成完了：舌側近心面観。

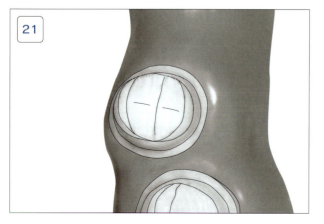

図4-14f 形成完了：咬合面観。

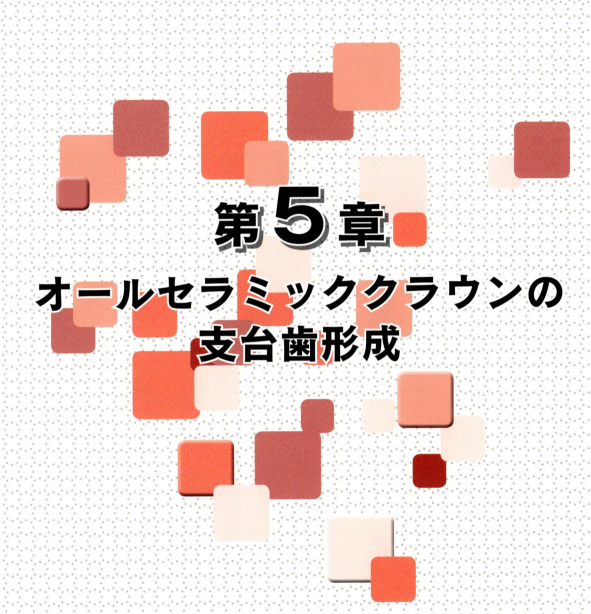

第5章
オールセラミッククラウンの支台歯形成

第5章　オールセラミッククラウンの支台歯形成

 はじめに

　オールセラミッククラウンは全部被覆冠の一種で、支台歯の全周をセラミックで被覆する補綴物である。現在では、ジルコニアを内面のフレームに用い、その外面を専用ポーセレンで被覆するジルコニア・オールセラミック修復が一般的である。セラモメタルにおけるメタルの強度をジルコニアで代替し、従来のポーセレンの審美性を残して活用する方法である。ジルコニアはメタルと異なり光透過性を有するから、ジルコニア・オールセラミック修復はセラモメタルと比較してより透明感と自然感を再現しやすく、審美的である。

　この修復法が臨床で普及し始めた最大の理由はブリッジにも適用できるジルコニアフレームの物理的強度の向上に負うところが大きい。現実に、前歯と臼歯の単冠（クラウン）だけではなく、前歯と臼歯のブリッジ、前歯部と臼歯部のシングルトゥース・インプラントの上部構造、さらに、前歯部と臼歯部のボーンアンカー・ブリッジの上部構造にも使用されている。その他、CAD/CAMの技工精度の向上によってジルコニアフレームのマージンの適合性が臨床的に許容される30μmに近づいたことも、ジルコニア・オールセラミック修復の信頼性の獲得に寄与している。

　一方、オールセラミック修復が最近まで臨床で普及しなかった理由は、この修復物は破折のリスクが高いことである。ジルコニアフレームの活用でクラウンやブリッジが破折する危険性はかなり低くなったが、外層に焼結またはプレスする専用ポーセレンに関しては従来の長石系ポーセレンと同じ程度の強度であるため、特に臼歯部において、クラウンの表面がチップしたり、割れたりする失敗の可能性は残されたままである。

　外層に用いるポーセレンの破折を少なくするため、ポーセレン層の厚さを均一にすること、そのためにジルコニアフレームのデザインが重要であること等が報告されている。そうしたクラウンの構造や形態を正しく作り出すため、さらに、CAD/CAM工程の精度向上のため、支台歯の形態と削除量のコントロール、フィニッシュラインの形態、および形成面の表面仕上げが大切なことになる。

1 上顎前歯

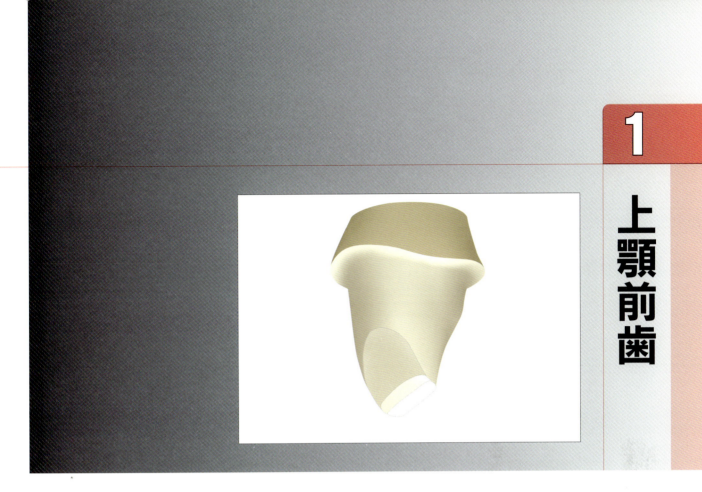

図5-1にオールセラミッククラウンのための上顎前歯の支台歯形態を示す。

1) 切縁削除は2mmの削除量とし、クラウンの切縁部の審美性と咬合機能の付与に役立つ。
2) 軸面形成（唇面、舌面、隣接面）は保持抵抗形態、正常な歯冠形態および審美性の確保に不可欠。
3) 舌面形成は対合歯と1mm以上のクリアランスができるよう削除し、咬合機能の確立に付与。
4) フィニッシュラインは全周ヘビーシャンファーとし、マージンの精密な適合、CAD/CAM加工によるジルコニアフレームとの良好な適合を可能にする。

前歯のジルコニアクラウンの支台歯形態の特徴は次のとおりである（表5-1）：

図5-1 オールセラミックのための上顎前歯の支台歯形態。

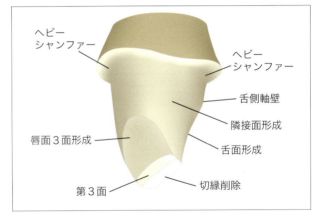

①隣接面の軸壁のテーパーは3°〜5°
②形成歯の歯冠長は4mm以上
③歯冠長/歯冠幅≧0.4
④削除量：切縁2mm以上
　　　　　唇側面1.0mm以上
　　　　　対合歯とのクリアランスは1mm以上
　　　　　フィニッシュラインの厚さ（幅）は0.6mm以上
⑤フィニッシュラインの形態：
　　　　　ヘビーシャンファー
⑥ポイントアングルとラインアングルはすべて丸める

表5-1 前歯オールセラミッククラウンの支台歯形態の特徴

第5章 オールセラミッククラウンの支台歯形成

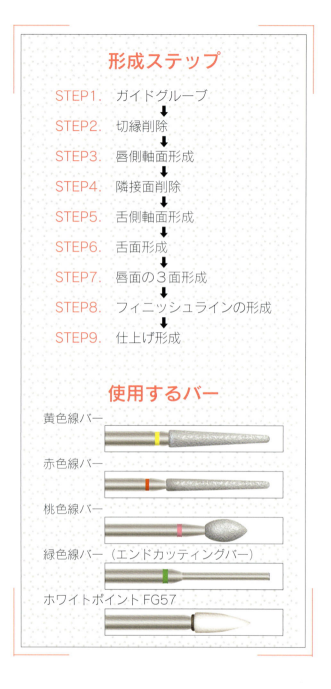

形成順序：前歯部のジルコニアクラウンの形成順序（STEP）は以下のとおりである。実際には、セラモメタルの形成手順を踏み、STEP 8 のフィニッシュラインの形成の段階で全周をヘビーシャンファーにすることで、唇側と舌側の軸面の削除量を増やして形態を整えることになる（表5-2）。

STEP 1 から STEP 7 までの形成をセラモメタルの形成の場合と同じ要領で進める。

表5-2　オールセラミッククラウンのための上顎前歯の支台歯形成順序

STEP1. ガイドグルーブ

前歯は形態が唇舌的に薄く、削除量に厳しい制約がある。また、限られたスペースの中でオールセラミッククラウンの審美性を発揮せねばならないから、唇面の形成に際しては厳密な計測が必要である。ガイドグルーブの形成は露髄を避けるため、さらに良好な審美性を得るために大切なステップであ

1. 上顎前歯 ＜STEP1＞ガイドグルーブ

る（図5-2a）。

黄色線のダイヤモンドバーをノギスとして用い、切縁に深さ2mmのガイドグルーブを2本形成する（図5-2b、c）。続いて、深さ1.0mmのガイドグルーブを切縁寄り1/2と平行に2本、さらに歯頸部寄り1/2に深さ0.8mmのガイドグルーブを歯の長軸と平行になるよう唇面の中央部と近遠心隅角部に3本形成する。切縁寄り1/2と歯頸部寄り1/2では削除する方向が異なる点が大切（図5-2d〜g）。

図5-2a 歯頸部寄りに3本、切縁寄りに**2本のガイドグルーブを設定**。唇側軸面の2面形成のガイドにする。

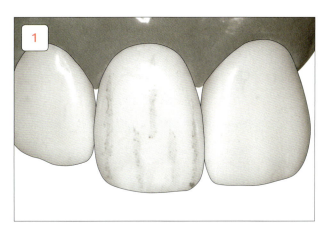

図5-2b 黄色線バーを用いて深さ2mmのガイドグルーブを2本、**切縁に形成**。

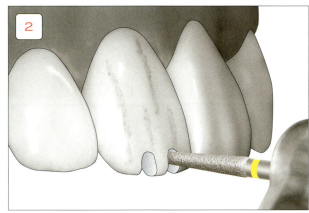

図5-2c 切縁削除のためのガイドグルーブ。

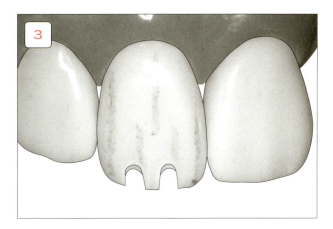

第5章　オールセラミッククラウンの支台歯形成

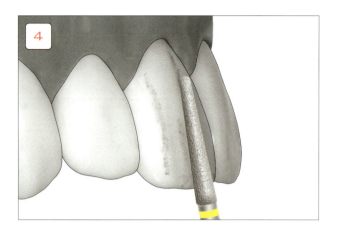

図 5-2d　切縁寄りのガイドグルーブの削除方向。

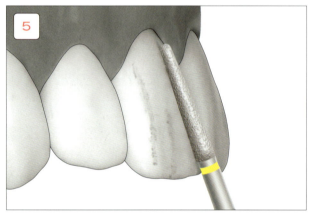

図 5-2e　歯頚部寄りのガイドグルーブの削除方向。

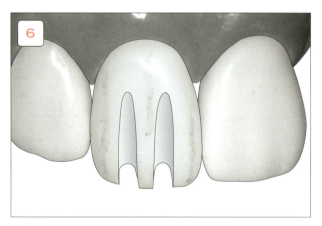

図 5-2f　切縁寄りの2本のガイドグルーブ。

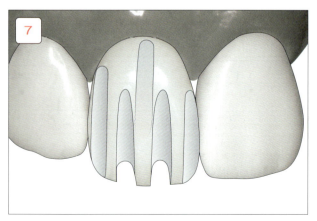

図 5-2g　歯頚部寄りの3本のガイドグルーブ。**ガイドグルーブの形成完了。**

1. 上顎前歯　＜STEP2＞切縁削除

STEP2. 切縁削除

歯の長軸に対し45°の角度となるように切縁を2.0mm切削する（図5-3a、b）。切縁の削除が不十分だと、オールセラミッククラウンの切縁部付近の透明感の再現が困難になる。

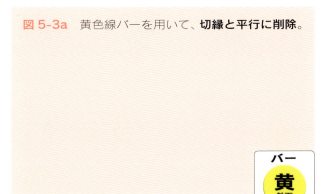

図5-3a　黄色線バーを用いて、**切縁と平行に削除。**

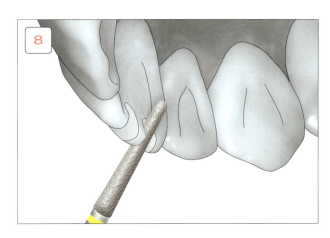

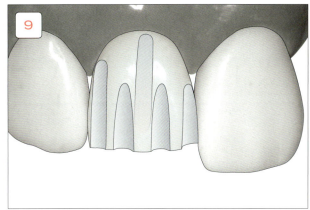

図5-3b　切縁削除完了。

第5章　オールセラミッククラウンの支台歯形成

STEP3. 唇側軸面形成

　黄色線のダイヤモンドバーを用いてガイドグルーブに沿いながら唇面の切縁寄り1/2の部位を形成する（図5-4a、b）。この部分の削除量は、最終的に1.0mmとなる。唇面の隅角部では髄角に接近するおそれがあるから唇面の平坦な形態に合わせた形成が不可欠であり、必要以上に削除しないよう注意する。

　同じダイヤモンドバーを用いて、歯の長軸と平行に歯頸部寄りの唇面歯質を形成する。このとき隣接面はコンタクトポイントのわずかに手前まで形成し、両隣接面には3°のテーパーの切痕を付与する（図5-4c～e）。歯頸部には深さ0.8mmのヘビーシャンファーのフィニッシュラインが形成されることになる。

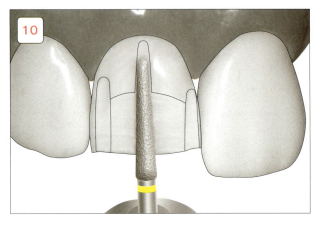

図5-4a　**黄色線バー**を使用。

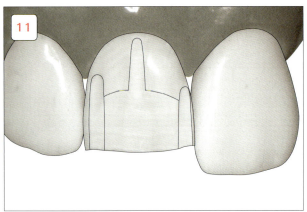

図5-4b　切縁寄りの2本のガイドグルーブに沿って、**唇側の第1面を形成**。

1. 上顎前歯 ＜STEP3＞唇側軸面形成

図 5-4c 歯頸部寄りのガイドグルーブに沿って、唇側の第２面を形成。

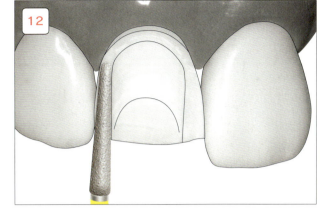

図 5-4d 切縁削除と唇側軸面形成を完了：唇面観。

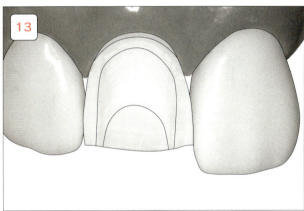

図 5-4e 切縁削除と唇側軸面形成を完了：切縁観。

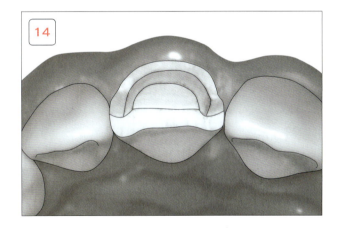

第5章　オールセラミッククラウンの支台歯形成

STEP4. 隣接面形成

　赤色線バーで隣接面を形成する。歯軸と平行にバーを立てながら、唇側から舌側方向へまっすぐに押し進めて削除する。これで隣在歯を傷つけることなく、かつ、幅0.4mmのフィニッシュラインを形成できる（図5-5a～d）。もうひとつ重要なのは、バー先端の高さを歯間乳頭歯肉縁の形態に合わせて垂直的にコントロールしつつ形成を進めることである。歯肉を傷つけないよう注意し、この段階では歯肉縁の高さにフィニッシュラインをとどめておく。

　この段階で唇側軸面の2面形成を隣在歯の唇側カントゥアと比べて確認しておく（図5-5e、f）。

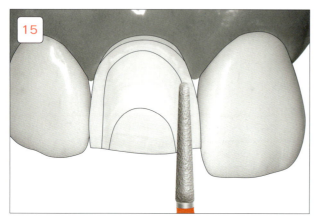

図5-5a　**赤色線バー**を使用。

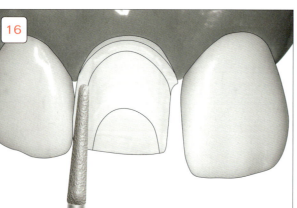

図5-5b　**歯間乳頭の高さに合わせて**隣接面形成。

1. 上顎前歯 ＜STEP4＞隣接面形成

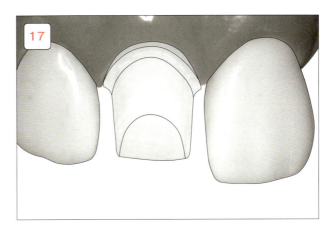

図 5-5c　**隣接面形成完了**：唇面観。

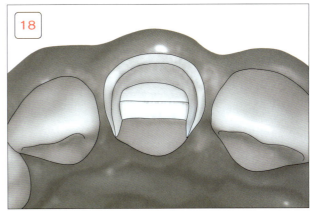

図 5-5d　**隣接面形成完了**：切縁観。

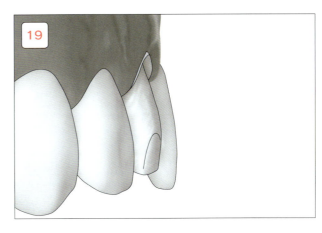

図 5-5e　この段階で**唇側軸面の２面形成を再確認**：遠心面観。

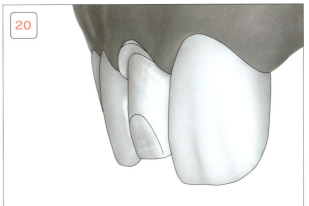

図 5-5f　同、近心面観。

第5章 オールセラミッククラウンの支台歯形成

STEP5. 舌側軸面形成

　黄色線のダイヤモンドバーを用いて舌側軸面を形成する。この軸面は高さを減じすぎないよう注意する。そのためにバーを唇側へ傾斜させて軸面を形成し、高さを確保するとよい（図5-6a）。また、舌側軸面が唇面の歯頸部寄り半分の軸面と10°前後の傾斜になるよう慎重に形成する。フィニッシュラインは幅0.6mmのヘビーシャンファーに形成し、隣接面部で唇側のヘビーシャンファーと舌側寄り2/3付近で移行させる（図5-6b）。

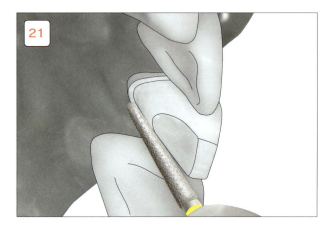

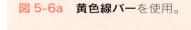

図5-6a　**黄色線バー**を使用。

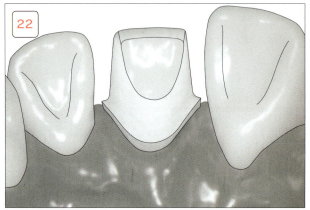

図5-6b　舌側軸面の高さを維持すべく、**バーを唇側へ倒して形成**。

1. 上顎前歯 ＜STEP6＞舌面形成

STEP6. 舌面形成

舌面は、対合歯との間に1.0mmのクリアランスが得られるように形成する。このとき舌面を削りすぎて、舌側軸壁の高さを減じないように注意する。桃色線の蕾状のダイヤモンドバーを使用する（図5-7a～c）。

図5-7a 桃色線バーは蕾型で、前歯舌面の凹陥を形成するのに用いる。

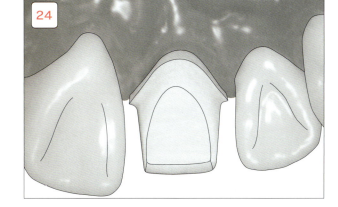

図5-7b 舌側軸面の高さを減じないよう気をつける。

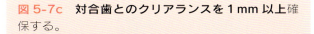

図5-7c 対合歯とのクリアランスを1mm以上確保する。

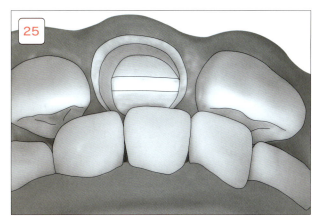

第5章　オールセラミッククラウンの支台歯形成

STEP7. 唇面の3面形成

切縁付近の審美的配慮から、唇側切縁を幅1.0mmほどカットバックし、唇側軸面は最終的に3面形成にする（図5-8a～c）。

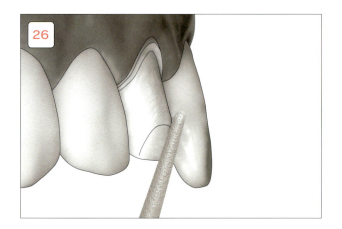

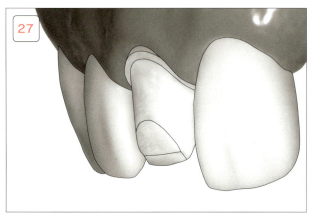

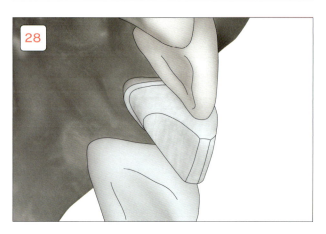

図5-8a　黄色線バーを使い、唇面の切縁寄りに第3面を形成。

図5-8b　幅1mmの第3面。クラウン切縁部の透明感と色調の再現が目的。

図5-8c　切縁の幅は確保。

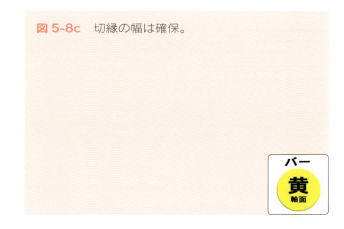

1. 上顎前歯　＜STEP8＞フィニッシュラインの形成

STEP8. フィニッシュラインの形成

　フィニッシュラインの形態はヘビーシャンファーとする。頬側では幅0.8mm、隣接面部で幅0.6mm、舌側で幅0.6mmを確保する。実際には、軸面形成の段階でヘビーシャンファーが形成されているが、外縁部に遊離エナメルが残っていることが多い。そこで、中速のFGコントラに緑色線バー（エンドカッティングバー）を装着して、低速回転で遊離エナメルを削除して滑らかなフィニッシュラインを形成する（図5-9a〜d）。通常、歯肉縁下形成は歯肉を圧排して行う。

図5-9a　エンドカッティングバーを中速FGコントラと併用。隣接部ではバーを立てて使う。

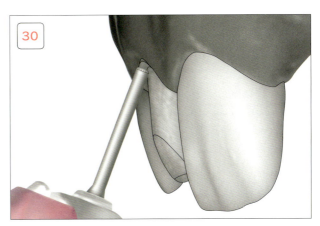

図5-9b　唇側に向かうにつれてバーを前傾させ、遊離エナメルを除去するよう形成。

図5-9c　通常は歯肉圧排して、歯肉縁下形成を行う。

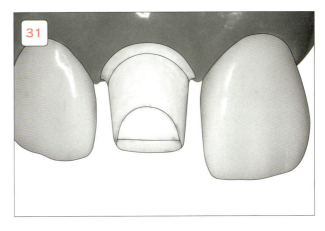

103

第5章　オールセラミッククラウンの支台歯形成

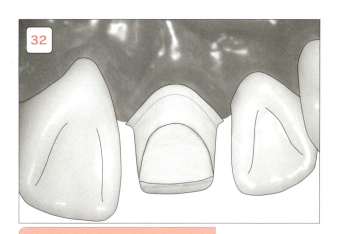

図 5-9d　頬側ヘビーシャンファーと舌側ヘビーシャンファーは**舌側寄り 2/3 の位置で自然移行**。

STEP9. 仕上げ形成

オールセラミッククラウンの支台歯形態は、CADで読み込めること、CAMで工作できること、さらに咬合力による応力集中を回避できる表面性状が好ましい。そこで、ポイントアングルとラインアングルはすべて丸めて、表面をスムーズに仕上げる。

FGコントラとホワイトポイントFG57を用いて、咬合面と軸面のすべてのシャープな部分を研磨して丸める（図5-10a、b）。

これでオールセラミッククラウンの支台歯形成が完了する。対合歯とのクリアランスを再度確認（(図5-10c～f)。

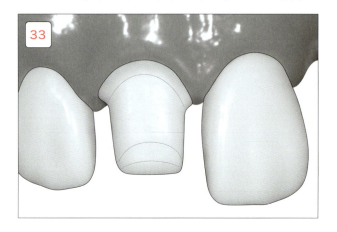

図 5-10a　オールセラミッククラウンの支台歯形態は、CAD/CAMによる加工が可能で、かつ咬合力による応力集中を回避できる表面性状が好ましい。そこで、ポイントアングルとラインアングルはすべて丸めて、表面をスムーズに仕上げる。FGコントラと**ホワイトポイントFG57**を用いて、**咬合面と軸面のすべてのシャープな部分を研磨して丸める**。唇側面観。

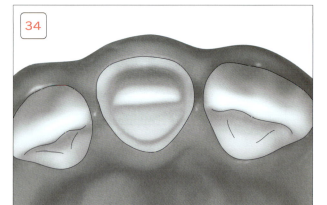

図 5-10b　同、切縁面観。

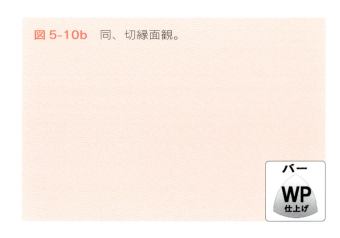

1. 上顎前歯　＜STEP9＞仕上げ形成

図 5-10c　**支台歯形成完了**：唇側面観。

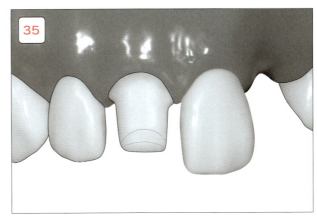

図 5-10d　**支台歯形成完了**：舌側面観。

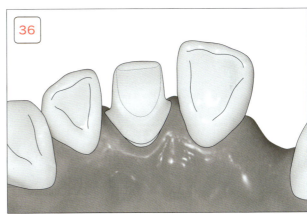

図 5-10e　**対合歯とのクリアランスを再度確認**。切縁面観。

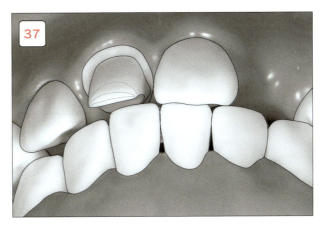

図 5-10f　同、隣接面観。

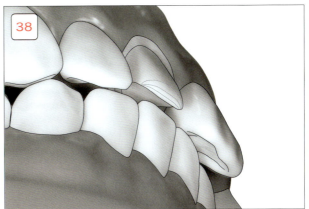

2 小臼歯

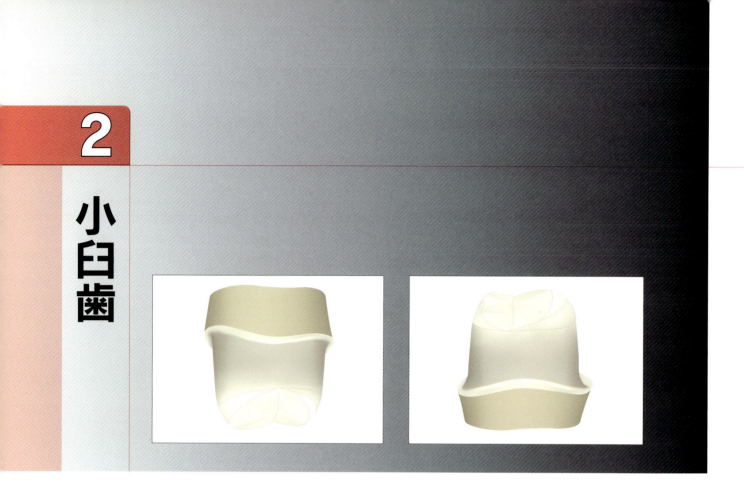

図5-11にオールセラミッククラウンのための上顎小臼歯と下顎小臼歯の支台歯形態を示す。第4章のセラモメタルの支台歯形態によく似ているが、フィニッシュラインの形態がオールセラミッククラウンでは全周ヘビーシャンファーである点が異なる。そのため、舌側軸壁の削除量がセラモメタルの支台歯形態よりやや多くなる。

1) 咬合面削除は咬合機能の回復に役立つ。機能咬頭外斜面に機能咬頭ベベルを付与。ポーセレン咬合面は審美性回復のための十分な削除量が不可欠。
2) 軸面形成（頬側、舌側、隣接）は保持抵抗形態および適正な解剖形態の確保に必要。また、頬側軸面と舌側軸面の形成は審美性の再現のための多面形成と十分な削除量が必須。
3) フィニッシュラインは全周ヘビーシャンファーとし、マージンの精密な適合、CAD/CAM加工によるジルコニアフレームとの良好な適合を可能にする

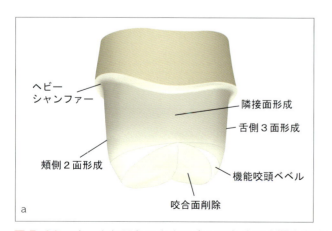
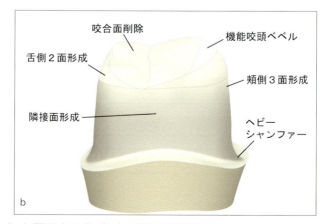

図5-11　オールセラミッククラウンのための上顎小臼歯（a）と下顎小臼歯（b）の支台歯形態。

2. 小臼歯 ＜STEP1＞咬合面削除

臼歯のジルコニアクラウンの支台歯形態の特徴ならびに形成順序（STEP）は以下のとおりである（表5-3、4）。

ここでは、下顎小臼歯のジルコニアクラウンの支台歯形成法について説明する。

①両隣接面の軸面のテーパーは3°〜5°
②形成歯の歯冠長は3mm以上
③歯冠長/歯冠幅≧0.4
④削除量：咬合面（対合歯とのクリアランス）
　　機能咬頭　2.0mm
　　非機能咬頭　1.5mm
　　中心溝　1.0mm〜1.5mm
　　頬側面　1.0mm以上
　　舌側面　1.0mm以上
　　フィニッシュラインの厚さ（幅）は0.6mm以上
⑤フィニッシュラインの形態：
　　ヘビーシャンファー
⑥ポイントアングルとラインアングルはすべて丸める

表5-3　臼歯オールセラミッククラウンの支台歯形態の特徴

表5-4　オールセラミッククラウンのための下顎臼歯の支台歯形成順序

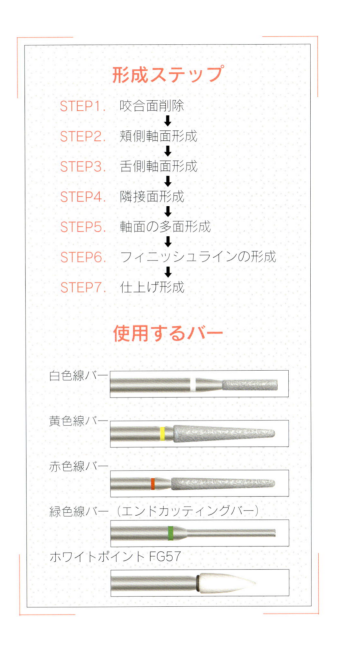

形成ステップ

STEP1.　咬合面削除
STEP2.　頬側軸面形成
STEP3.　舌側軸面形成
STEP4.　隣接面形成
STEP5.　軸面の多面形成
STEP6.　フィニッシュラインの形成
STEP7.　仕上げ形成

使用するバー

白色線バー
黄色線バー
赤色線バー
緑色線バー（エンドカッティングバー）
ホワイトポイントFG57

STEP1. 咬合面削除

咬合面の削除量（対合歯とのクリアランス）は頬側咬頭部（機能咬頭）で2.0mm、中心溝で1.5mm、舌側咬頭部で1.5mmとする。白色線バーを使用。

まず、ガイドグルーブを設定する。1咬頭につき3本のガイドグルーブを付与する。頬側咬頭部（機能咬頭）で2.0mm、中心溝で1.5mm、舌側咬頭部

第5章　オールセラミッククラウンの支台歯形成

で1.5mmの深さのガイドグルーブを形成する（図5-12a）。同じバーで、ガイドグルーブの深さに沿い固有咬合面を削除（図5-12b、c）。

固有咬合面を削除したら、続いて頬側咬頭の外斜面に機能咬頭ベベルを形成する（図5-12d～f）。

この段階で上顎臼歯とのクリアランスが頬側咬頭部（機能咬頭）で2.0mm、中心溝で1.5mm、舌側咬頭部で1.5mmであることを確認する（図5-12g、h）。

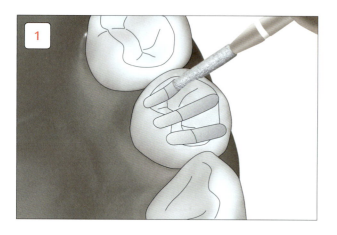

図5-12a　ガイドグルーブの設定。**白色線バーを使用。1咬頭につき3本のガイドグルーブを付与。**頬側咬頭部（機能咬頭）で2.0mm、中心溝で1.5mm、舌側咬頭部（非機能咬頭）で1.5mmの深さのガイドグルーブを形成。

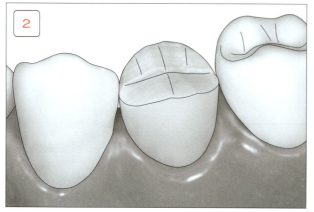

図5-12b　**ガイドグルーブの深さに沿い固有咬合面を削除**。頬側面観。

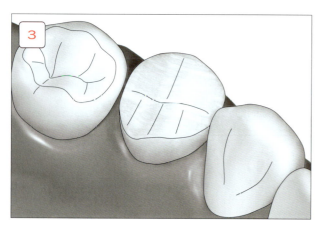

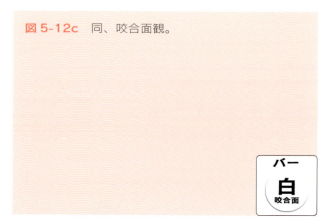

図5-12c　同、咬合面観。

2. 小臼歯 ＜STEP1＞咬合面削除

図 5-12d　頰側咬頭の外斜面に**機能咬頭ベベルを形成**。まずガイドグルーブを形成。バーを約 45°傾けて削除。

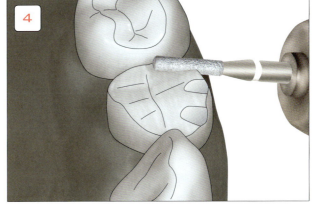

図 5-12e　機能咬頭ベベルの近心面観。

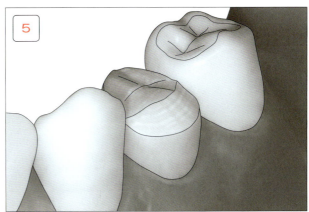

図 5-12f　同、頰側面観。

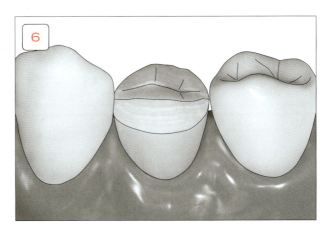

図 5-12g　クリアランスが頰側咬頭部（機能咬頭）で 2.0mm あることを確認する。

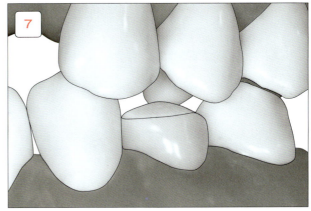

第5章　オールセラミッククラウンの支台歯形成

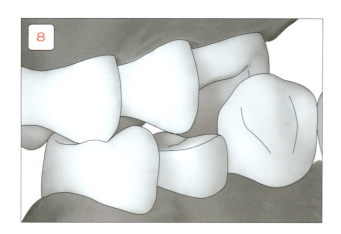

図 5-12h　クリアランスが中心溝で 1.5mm、舌側咬頭部で 1.5mm あることを確認する。

STEP2. 頬側軸面形成

　頬側面のカントゥアに沿って均一な削除がなされねばならない。また、色調と形態の再現のため、削除量は 1.0mm 必要になる。最終的に、頬側面は機能咬頭ベベルを含む3面形成とする。また、この時点で、フィニッシュラインは歯肉縁の高さに沿った、幅 0.8mm のヘビーシャンファーに形成しておく。黄色線バーを使用。

　ガイドグルーブを歯頚部寄りに3本、咬合面寄りに2本、カントゥアに合わせて形成する。歯頚部寄りと咬合面寄りではカントゥアが異なる（図 5-13a、b）。ガイドグルーブに沿って歯頚部寄りを削除し、頬側面の歯頚部寄り1面と機能咬頭ベベルで2面形成になるようにする（図 5-13c、d）。頬側面は STEP 4 の隣接面形成を終えてから、咬合面寄りの1面を追加して、機能咬頭ベベルを含む3面形成とする（図 5-13e～g）。

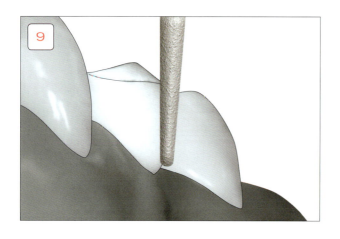

図 5-13a　頬側面のカントゥアは**歯頚部寄りと咬合面寄りでは異なる**。歯頚部寄りのカントゥアとバーの方向。

2. 小臼歯 ＜STEP2＞頬側軸面形成

図 5-13b　咬合面寄りのカントゥアとバーの方向。

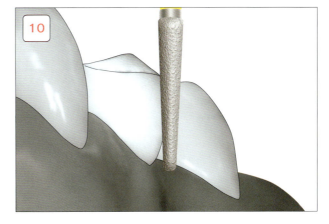

図 5-13c　歯頸部寄りのガイドグルーブ頬面観。

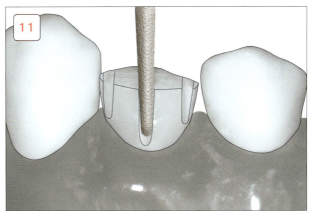

図 5-13d　同、近心面観。

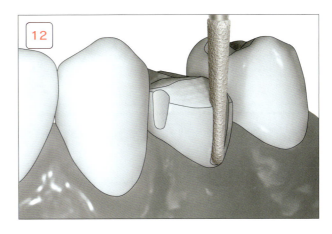

図 5-13e　歯頸部寄りの第2面の形成。頬面観。

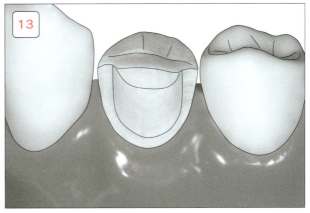

第5章　オールセラミッククラウンの支台歯形成

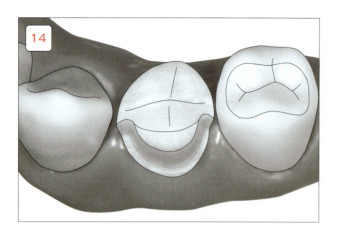

図 5-13f　同、咬合面観。

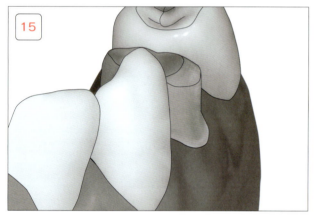

図 5-13g　同、近心面観。**第3面は隣接面形成（STEP4）後に付与する。**

STEP3. 舌側軸面形成

舌側面のカントゥアに沿って均一な削除を行う。削除量は1.0mm必要になる。最終的に、舌側面は2面形成にする。また、フィニッシュラインは歯肉縁の高さに沿った、幅0.6mmのヘビーシャンファーに形成しておく。黄色線バーを使用。

ガイドグルーブを歯頸部寄りに3本、舌側面のカントゥアに合わせて形成する。続いて、ガイドグルーブに沿って歯頸部寄りを削除する（図5-14a〜d）。舌側面はSTEP 4の隣接面形成を終えてから、咬合面寄りの1面を追加して2面形成とする。

図 5-14a　ガイドグルーブを歯頸部寄りに3本、**舌側面のカントゥアに合わせて形成。**

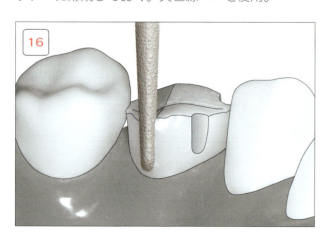

2. 小臼歯 ＜STEP4＞隣接面形成

図 5-14b　続いて、ガイドグルーブに沿って歯頚部寄りを削除する。

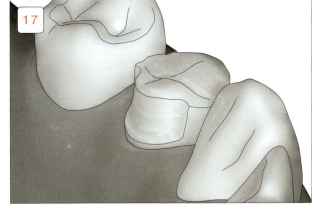

バー
黄
軸面

図 5-14c　頬側2面、舌側1面までの**軸面形成を完了**。

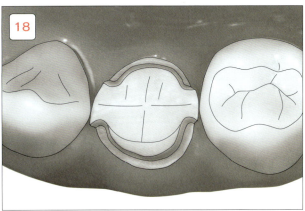

図 5-14d　舌側面観。

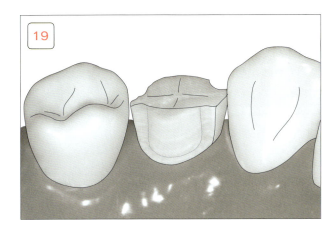

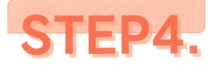

隣接面形成

　赤色線バーを用いる。両隣接面の軸面のテーパーが3°〜5°になるよう歯軸とできるだけ平行にバーを移動させて隣接面を削除する。ピラミッド型の軸面形態になるよう、隅角部は残しつつ四角い支台歯形態を心がける（図5-15a〜c）。

　歯肉縁の高さに沿い、頬側から舌側へ向かってまっすぐに削除を進める。フィニッシュラインは幅0.6mmのヘビーシャンファーとする（図5-15d）。

第5章　オールセラミッククラウンの支台歯形成

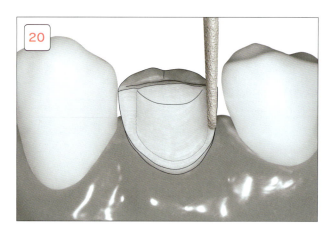

図 5-15a　赤色線バーを使用。**歯軸と平行にバーを移動させて**隣接面を削除。

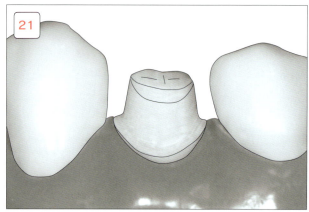

図 5-15b　**ピラミッド型の軸面形態**。頰側面観。

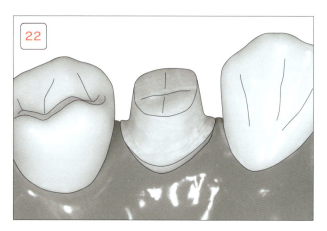

図 5-15c　同、舌側面観。

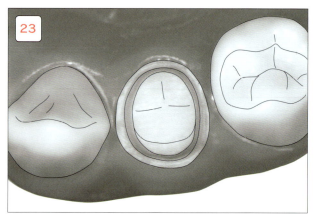

図 5-15d　同、咬合面観。隣接面部のフィニッシュラインは幅 0.6mm のヘビーシャンファー。

2. 小臼歯 ＜STEP5＞軸面の多面形成

STEP5. 軸面の多面形成

隣接面形成を完了したら、頰側面は咬合面寄りの1面を追加して、機能咬頭ベベルと歯頸部寄りの1面を含む3面形成とする（図5-16a）。舌側面は咬合面寄りの1面を追加して2面形成とする（図5-16b）。これで軸面が多面形成される（図5-16c〜e）。黄色線バーを使用。

図5-16a　頰側軸面は咬合面寄りの1面を追加して、機能咬頭ベベルと歯頸部寄りの1面を含む**3面形成**とする。**黄色線バー**を使用。

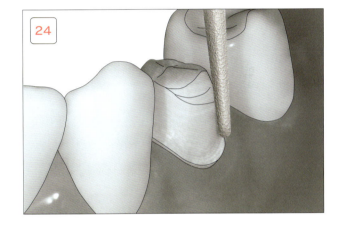

図5-16b　舌側面は咬合面寄りの1面を追加して**2面形成**とする。

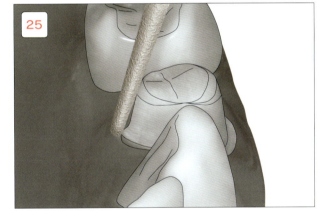

第5章　オールセラミッククラウンの支台歯形成

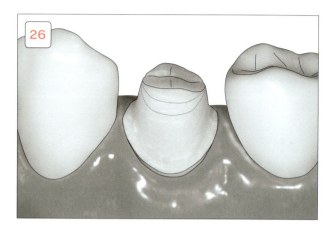

図5-16c　外形の形成完了：頰側面観。

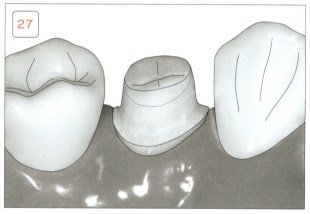

図5-16d　外形の形成完了：舌側面観。

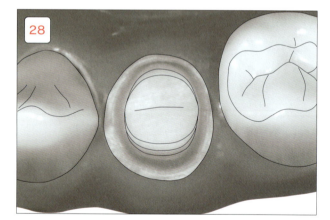

図5-16e　外形の形成完了：頰側軸面の3面形成と舌側軸面の2面形成。咬合面観。

2. 小臼歯 ＜STEP6＞フィニッシュラインの形成

STEP6. フィニッシュラインの形成

　フィニッシュラインの形態はヘビーシャンファーとする。頬側では幅0.8mm、隣接面部で幅0.6mm、舌側で幅0.6mmを確保する（図5-17a、b）。実際には、軸面形成の段階でヘビーシャンファーが形成されているが、外縁部に遊離エナメルが残っていることが多い。そこで、中速のFGコントラに緑色線バー（エンドカッティングバー）を装着して、低速回転で遊離エナメルを削除して滑らかなフィニッシュラインを形成する（図5-17c、d）。

　フィニッシュラインを歯肉縁下に設定する場合には、歯肉圧排をして、上述したのと同じ要領でヘビーシャンファーを所定の位置に形成する。

図5-17a　頬側では幅0.8mm**ヘビーシャンファーを形成**。

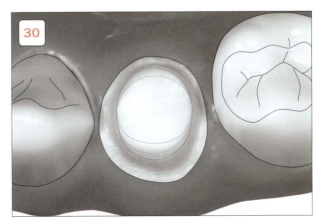

図5-17b　隣接面部で幅0.6mm、舌側で幅0.6mm**のヘビーシャンファーを確保**。

第5章　オールセラミッククラウンの支台歯形成

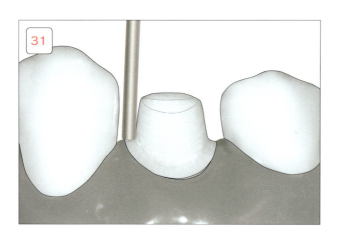

図 5-17c　緑色線バー（エンドカッティング・バー）を用いて、低速回転で遊離エナメルを削除して**滑らかなフィニッシュラインを形成**する。隣接面でのバーの方向。

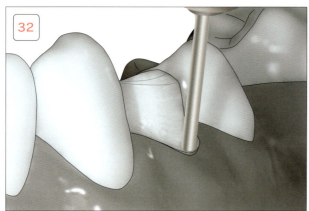

図 5-17d　同、頬側面でのバーの方向。

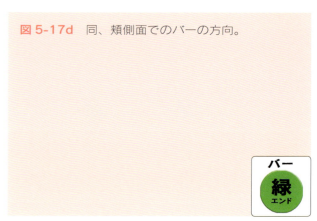

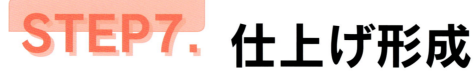

STEP7. 仕上げ形成

オールセラミッククラウンの支台歯形態は、CAD/CAM処理が可能なこと、および咬合力による応力集中を回避できる表面性状が好ましい。そこで、ポイントアングルとラインアングルはすべて丸めて、表面をスムーズに仕上げる。

FGコントラとホワイトポイントFG57を用いて、咬合面と軸面のすべてのシャープな部分を研磨して丸める（図5-18a〜g）。

これで、オールセラミッククラウンのための下顎小臼歯の支台歯形成が完了する。

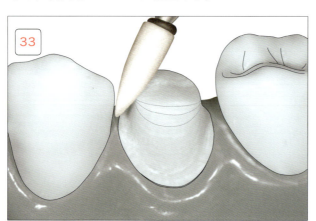

図 5-18a　ポイントアングルとラインアングルは**すべて丸めて、表面をスムーズに仕上げる**。

2. 小臼歯 ＜STEP7＞仕上げ形成

図 5-18b　FG コントラと**ホワイトポイント FG57** を使用。

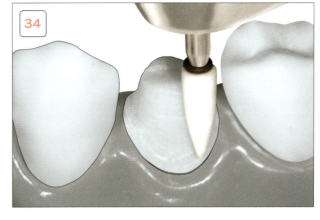

図 5-18c　**仕上げ形成が完了**：頰側面観。

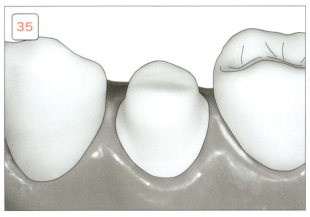

図 5-18d　**仕上げ形成が完了**：舌側面観。

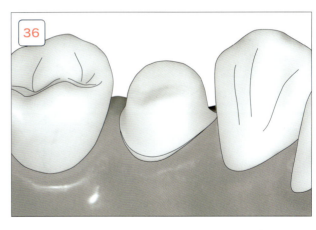

図 5-18e　**仕上げ形成が完了**：咬合面観。

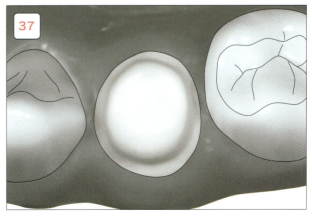

第5章　オールセラミッククラウンの支台歯形成

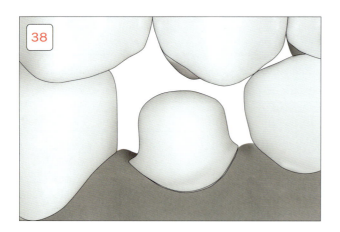

図 5-18f　**クリアランスの確認**。頬側面観。

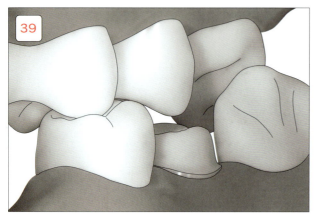

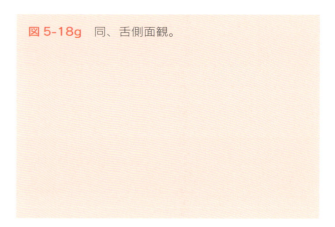

図 5-18g　同、舌側面観。

第6章
歯肉縁下へのフィニッシュライン設定の臨床術式

第6章　歯肉縁下へのフィニッシュライン設定の臨床術式

 はじめに

　補綴物の装着はすべての症例において、支台歯を支持する歯周組織が健全な状態でなければならないのが大原則である。歯肉縁下へのフィニッシュラインの設定においても歯周組織が健康であることが前提条件である。

　一般に、健康な歯肉であればプローブ先端が結合組織性付着に達すると痛みを生じ、プローブをそれより深くは進められない。したがって、歯肉溝の深さ（付着位置）からみた分類（図6-1〜3）を活用するときには、歯肉が健康で成熟していることが前提条件となる。臨床的に歯肉が健康であるか否かを判定する方法として、無麻酔下における歯肉溝のプロービングが有効である。患者が痛みを感じない深さまでプローブ先端を進め、歯肉溝からプローブを撤去した後に出血があるか否かによって歯肉の健康を判定する。健全な歯肉であればプロービングによって出血することはない。このことは、印象採得を行っても問題がない歯周環境であることも示唆している。

　歯肉縁下へのフィニッシュライン設定に先立って、歯肉圧排をする前に、歯肉縁の高さに合わせて唇頬側と隣接面および舌側のフィニッシュラインを形成する。続いて、歯肉溝の深さをプロービングし、歯肉溝内のどの深さに歯肉縁下フィニッシュラインを設定するかを判断する。その結果に基づいて歯肉圧排を行う。その目的は次のとおりである：

① 歯肉溝内の適切な深さにマージンの位置を止める。
② 歯肉縁下へのフィニッシュライン設定に際して、歯肉をバーで削らないよう保護し、不当な外傷による出血などがないようにする（プレパレーション用歯肉圧排）。
③ 歯肉圧排によってフィニッシュラインの位置を明示し、組織からの浸出液を排除することにより、明確な印象を採得できるようにする（印象採得用歯肉圧排）。

　以上の目的を達成するには、まず、歯肉溝内に適切な太さの歯肉圧排糸（プレパレーション用）を圧入する必要がある。圧排糸が細すぎると十分な歯肉の圧排はできない。著者は歯肉圧排糸として国際規格 #3 ブレード黒絹糸（直径 0.6mm）を用いている。

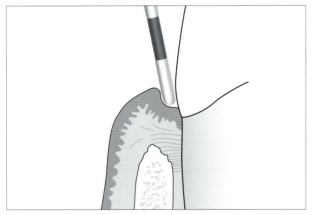

図6-1　歯肉溝の深さ（付着位置）からみた分類。浅い歯肉溝：プロービング深さが3mm未満。

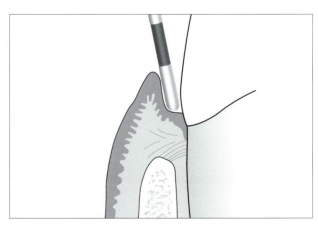

図6-2　中等度の（平均的な）深さの歯肉溝：プロービング深さが約3mm。

1．浅い歯肉溝と歯肉圧排

図 6-3　深い歯肉溝：プロービング深さが 3mm を超える。

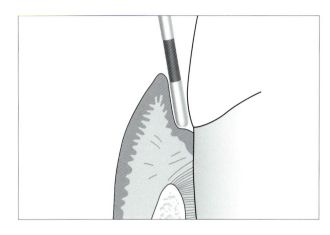

1．浅い歯肉溝と歯肉圧排

　浅い歯肉溝内に縁下フィニッシュラインを設定する場合、まず歯肉溝内に圧排糸を圧入する。この圧排糸の直上がフィニッシュラインの位置である。隣接面部においては、通常歯肉溝は 2.5 ～ 3.0mm であるため、圧排糸を 1.0 ～ 1.5mm 圧入することになる。この状態で歯肉を削らないよう十分な注意を払いながら、圧排糸の直上までフィニッシュラインを形成する。これで、適正な深さの歯肉縁下フィニッシュラインが設定されることになる。（図 6-4a ～ c）

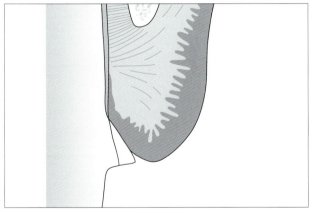

図 6-4a　浅い歯肉溝と歯肉圧排。歯肉縁下のフィニッシュラインの設定に先立って、歯肉縁の高さに合わせてフィニッシュラインを形成。

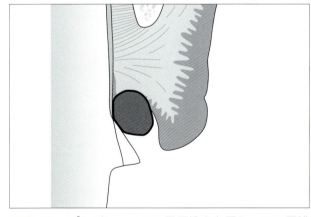

図 6-4b　プレパレーション用圧排糸を圧入。この圧排糸の直上がフィニッシュラインの位置。

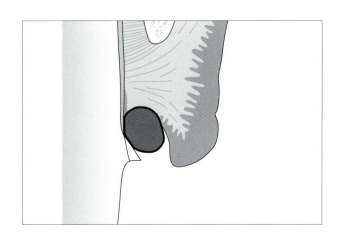

図 6-4c　歯肉を削らないよう十分な注意を払いながら、圧排糸の直上までフィニッシュラインを形成。これで、歯肉縁下のフィニッシュラインが設定される。

第6章 歯肉縁下へのフィニッシュライン設定の臨床術式

2. 中等度の（平均的な）深さの歯肉溝と歯肉圧排

　中等度の（平均的な）深さの歯肉溝内に縁下マージンを設定する場合、まず圧排糸を歯肉溝内に圧入する。この圧排糸の直上がフィニッシュラインの深さである。現実には、この圧排には2本の圧排糸を圧入する必要があり、この点が浅い歯肉溝の歯肉圧排と異なる。2本目の圧排糸の直上までフィニッシュラインを形成し直したら、その深さをマージンの設定位置とする（図6-5a～c）。

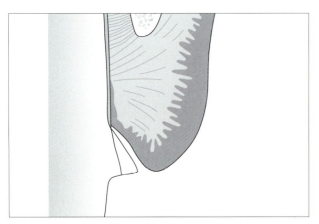

図6-5a　中等度の（平均的な）深さの歯肉溝と歯肉圧排。歯肉縁下フィニッシュラインの設定に先立って、歯肉縁の高さに合わせてフィニッシュラインを形成。

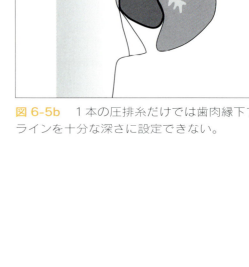

図6-5b　1本の圧排糸だけでは歯肉縁下フィニッシュラインを十分な深さに設定できない。

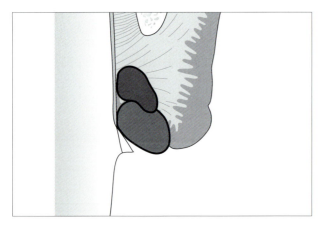

図6-5c　2本目の圧排糸を圧入する。2本目の圧排糸の直上までフィニッシュラインを形成したら、その深さが歯肉縁下フィニッシュラインの設定位置。

3．深い歯肉溝と歯肉圧排

　深い歯肉溝内に歯肉縁下のフィニッシュラインを設定し、かつ印象を採得する術式は通常は困難なことが多い。フィニッシュラインの設定はたいていが歯肉縁下2.0mm以上となるため、中等度の深さの歯肉溝の場合と同様の術式を用いて歯肉圧排を実施する。圧排しきれない辺縁歯肉が圧排糸に覆いかぶさって、フィニッシュライン形成や印象採得の邪魔をすることが多い。そこで、覆いかぶさった歯肉の内縁上皮をエレクトロサージェリーで部分的にトリミングすることになる。この術式の目的は歯肉を根尖側方向へ圧排することではなく、形成したフィニッシュラインを明示することである。支台歯長軸と平行にチップを移動して歯肉の内縁上皮のオーバーハングした部分だけをトリミングするのが要領である（図6-6a〜c）。

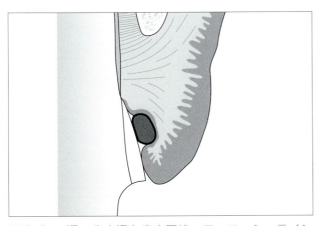

図6-6a　深い歯肉溝と歯肉圧排。フィニッシュラインの設定はたいていが歯肉縁下2.0mm以上となるため、1本の圧排糸だけでは歯肉圧排は困難。

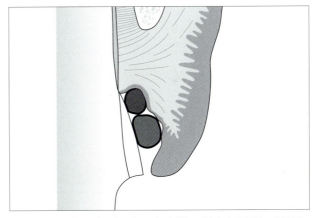

図6-6b　中等度の深さの歯肉溝の場合と同様、圧排には2本のプレパレーション用圧排糸を圧入。圧排糸の直上までフィニッシュラインを形成したら、その深さが歯肉縁下フィニッシュラインの設定位置となる。

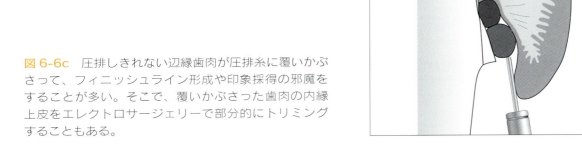

図6-6c　圧排しきれない辺縁歯肉が圧排糸に覆いかぶさって、フィニッシュライン形成や印象採得の邪魔をすることが多い。そこで、覆いかぶさった歯肉の内縁上皮をエレクトロサージェリーで部分的にトリミングすることもある。

第6章　歯肉縁下へのフィニッシュライン設定の臨床術式

薄い歯肉のマージン設定

ここまでに述べた歯肉溝の深さを基準とするフィニッシュライン設定位置の決め方は多くの症例に有効である。一方、薄く透明感の強い歯肉の症例ではフィニッシュラインを歯肉縁下に設定しても、マージンを完全に隠すことはできない。したがって、このような症例では、歯肉縁上または歯肉縁の高さにマージンを設定することになる。また、通常の歯肉と比べればやや薄いが、透明感もさほど顕著ではない症例では、細めの圧排糸（国際規格 #2 ブレード黒絹糸：直径 0.4mm）を用いて歯肉縁下の支台歯形成と印象採得を注意深く実施することになる。

隣接面部における歯肉縁下マージンの設定と歯周組織への配慮

術前の支台歯の歯周組織が正常で健康、または成熟した状態であったとしても、生物学的幅（付着部）に侵襲を加えた結果として歯肉の炎症を生じることはよく知られている。これは、支台歯形成時に隣接面部で歯肉溝を越えて結合組織性付着部にフィニッシュラインを深く設定した場合にしばしば観察される問題である（図6-7）。この結合組織性付着への侵襲は、付着の形態がフラットでない歯間乳頭部で生じることが多い。歯間乳頭部で惹起された炎症は唇側と舌側の辺縁歯肉へ波及し、これが辺縁歯肉の発赤や腫脹等の症状として現れる。この炎症は結合組織性付着を正常な状態に回復しないかぎり改善しない。生物学的幅への侵襲があっても生物学的幅の再構成が生じて歯肉が退縮すると考えている向きもあるが、歯肉縁の高さは歯槽骨とある一定の距離を隔てて存在するのが歯周組織の正常な形態で、歯槽骨が退縮しないかぎり歯肉は退縮しないし、炎症も消退しない。

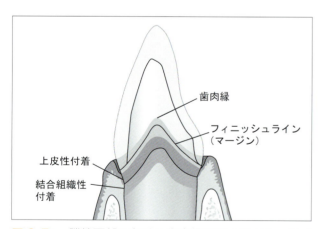

図6-7a　隣接面部における歯肉縁下フィニッシュラインの設定に際しては、結合組織付着を侵襲しないように注意する。歯肉縁下フィニッシュラインは歯肉溝内に設定するが、隣接面部では歯間乳頭の高さに気を付け、深くなりすぎないようにする。図は、上から歯肉溝、縁下マージン、上皮付着、および結合組織付着の隣接面部における位置関係。

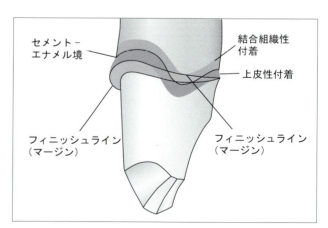

図6-7b　フィニッシュラインの設定位置（高さ）が結合組織付着を侵襲している。これは、隣接面歯間乳頭部で起きやすい失敗である。

126

附章
支台歯形成の基本原則

附章　支台歯形成の基本原則

はじめに

日常臨床で、支台歯形成の不備が原因で失敗する例を挙げると、保持力不足による修復物の脱離、削除量過多による歯髄疾患、削除量不足による修復物の審美不良、フィニッシュラインの設定位置の不全による歯周炎の惹起などがある。また、それとは別に、よく起きる失敗のひとつにマージン部の二次う蝕がある。こうした問題を含めて、支台歯形成に関する臨床上の課題をまとめてみると、次の4つに分けられよう：

課題1．修復物が脱離しない支台歯形態
課題2．支台歯の削除量のコントロール
課題3．支台歯のフィニッシュラインの位置と形態
課題4．支台歯の面性状と修復物の適合精度

この附章では、上記4つの課題を克服するための支台歯形成の原則について解説する。

1．修復物が脱離しない支台歯形態

1）軸面のテーパー（条件1）

従来からの教科書に述べられている軸面のテーパーは3°だが、臨床的には8°以内ならば十分な保持力が確保できる（附-i）。

2）形成歯の歯冠長（条件2）

臼歯は3mm以上、前歯は4mm以上の形成歯の歯冠長であれば、修復物は脱離しにくい。歯周プローブによる形成歯の歯冠長の計測が推奨される（附-ii）。

3）形成歯の歯冠長と唇（頬）舌径の比率（条件3）

修復物を脱離しにくくするには側方への脱離力に打ち勝つ保持抵抗形態がもっとも重要になる。そのため、歯冠長（B）/歯冠幅（A）の比率を見極めることが不可欠である。歯冠長/歯冠幅の比率が0.4以上であれば、脱離しにくい。大臼歯はクラウンがもっとも脱離しやすい（附-iii）（附-iv）。

4）補助的保持形態（条件4）

すでに述べてきた1）～3）のいずれかの条件が満たされない支台歯形態は修復物が脱離しやすい。そうした支台歯に対しては、保持力を強化する目的で「補助的保持形態」について配慮し、適切な保持形態を付与する。補助的保持形態には、ピラミッド型軸面形態、グルーブ、隣接面ボックス、咬合面ポストなどがある。

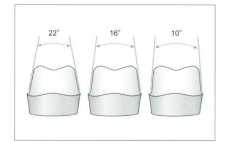

附-i　テーパー10°以上の支台歯形態は保持力が不足。テーパー3°以下の支台歯形態は臨床的に困難。テーパー8°前後の支台歯形態は臨床的に達成可能で、保持力も良好。

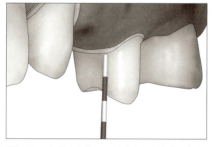 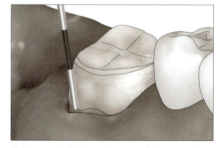

附-ii　臼歯は3mm以上、前歯は4mm以上の形成歯の歯冠長が必要。歯周プローブによる形成歯の歯冠長の計測が推奨される。A：3mm以上の歯冠長　B：3mm以下の歯冠長。

1. 修復物が脱離しない支台歯形態

（1）ピラミッド型とコニカル型の軸面形態（附-v）
（2）グルーブ（附-vi）
（3）隣接面ボックス（附-vii）
（4）咬合面ポスト（附-viii）

グルーブは2本あれば十分な保持力を発揮する。

附-iii　歯冠長／歯冠幅（頬舌径）の比率

歯種	歯冠長	歯冠幅	比率
大臼歯	3mm	10mm	0.3
	3mm	12mm	0.25
小臼歯	3mm	7mm	0.4
	3mm	5mm	0.7
上顎切歯	3mm	6mm	0.5
下顎切歯	3mm	4mm	0.75

附-iv（左）　歯冠長／歯冠幅の比率が0.4以上であれば、脱離しにくい。

附-v（右）　ピラミッド型はコニカル型と比べて保持抵抗形態がすぐれ、クラウンは脱離しにくい。

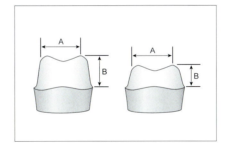
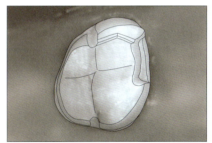

附-vi　単冠ではグルーブは隣接面に、ブリッジでは頬舌面に形成するのが効果的。

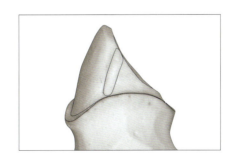
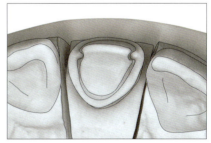

附-vii（左）　隣接面ボックスはグルーブよりも保持抵抗形態が勝る。

附-viii（右）　臼歯の失活歯では咬合面ポストを形成。1咬頭に1ポスト、直径1mm、深さ1.5mm。

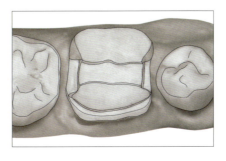
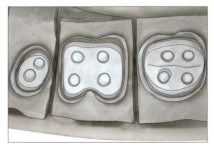

附章　支台歯形成の基本原則

2．支台歯の削除量のコントロール

1）均一な削除（条件5）
クラウンに適切な咬合面形態と軸面形態（カントゥア）、および審美的な色調や透明感を付与するには、支台歯の均一な削除は大切である（附-ix）。また、そのためには、精密に規格化されたバーを用いるべきである（附-x）。

2）正確な削除量（条件6）
（1）切縁と咬合面の削除量（附-xi）
（2）唇（頬）面の削除量（附-xii）
（3）フィニッシュラインの削除量（附-xiii）

マージン部の適合、強度、審美性の実現には明瞭かつ十分な厚さのフィニッシュラインが不可欠である。

3．支台歯のフィニッシュラインの位置と形態

1）フィニッシュラインの設定位置（条件7）
フィニッシュラインの設定位置は結合組織性付着を侵害してはならない（附-xiv）。

2）フィニッシュラインの形態（条件8）
（1）シャンファー：メタルのフィニッシュライン（附-xv①）
（2）ショルダー：セラミックのフィニッシュライン（附-xv②）
（3）ベベル：メタルのフィニッシュライン（附-xv③）

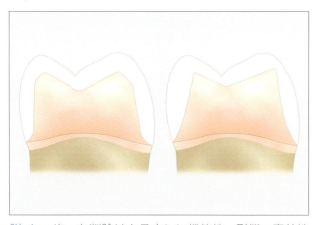

附-ix　均一な削除はクラウンに機能性、形態、審美性を付与するのに大切。

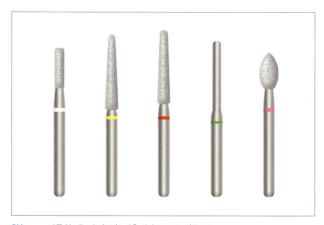

附-x　規格化されたダイヤモンドバー。

附-xi　切縁と咬合面の削除量

臼歯	咬合面	機能咬頭	メタル 1.5mm	ポーセレン 2.0mm
		非機能咬頭	メタル 1.0mm	ポーセレン 1.5mm
前歯	切縁		2.0mm	

附-xii　唇（頬）側軸面の削除量

臼歯鋳造冠	0.5mm〜1.0mm
セラモメタル	1.0mm〜1.2mm
オールセラミック	0.8mm〜1.2mm

附-xiii　フィニッシュラインの削除量

鋳造冠のシャンファー	0.3mm〜0.5mm
セラモメタルのショルダー	0.6mm〜1.0mm
オールセラミックのヘビーシャンファー	0.6mm〜1.0mm

4．支台歯の面性状と修復物の適合精度

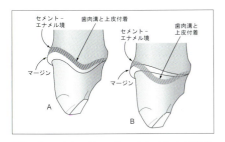

附-xiv フィニッシュラインは結合組織性付着を侵害してはならない。隣接面部歯間乳頭付近で失敗を起こしやすい。A：適切なフィニッシュラインの設定位置。B：結合組織性付着を侵襲したフィニッシュライン。

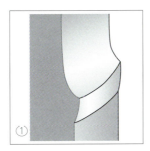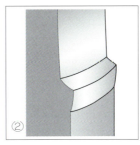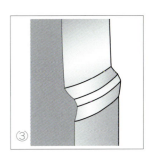

附-xv フィニッシュラインの形態。
①シャンファーのフィニッシュラインは鋳造冠のメタル・マージンと適合しやすい。また、オールセラミックではヘビーシャンファーのフィニッシュラインを用いる。
②ショルダーのフィニッシュラインはセラモメタルのポーセレンマージンに用いる。
③ベベルはメタルのためのフィニッシュラインとして部分被覆冠やセラモメタルのメタル・マージン用に用いる。

1）支台歯の面性状（条件9）

鋭いラインアングルとポイントアングルは丸めておく（附-xvi）。

2）修復物の適合精度（条件10）

支台歯の面性状がスムーズなほうがマージンの適合性は向上する（附-xvii，xviii）。
ダイ・スペーシング法はクラウンの適合精度の向上に有効である。

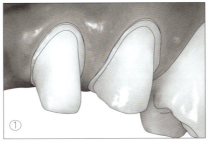

附-xvi 鋭いラインアングルとポイントアングルを丸めて、滑らかにすることで、修復物と支台歯との適合をさせやすくなる。①：前歯、②：臼歯。

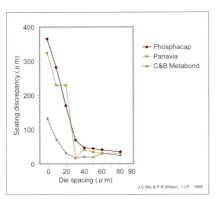

附-xvii ダイ・スペーシング法はクラウンの適合精度の向上に有効。ダイ・スペーシングをしないと、全部被覆冠はセメント合着時に浮き上がる。

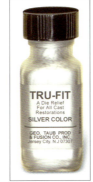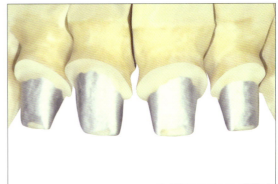

附-xiii ダイスペーサーとダイ・スペーシング。

本書の参考文献一覧

1. **Johnston JF, Phillips RW, Dykema RW.** Modern Practice in Crown and Bridge Prosthodontics. 3rd ed. Philadelphia: WB Saunders Co, 1971.
2. **Shillingburg HT, Hobo S, Whitsett LD.** Fundamentals of fixed prosthodontics. Chicago: Quintessence, 1978.
3. **McLean JW.** The Science and Art of Dental Ceramics - Volume 1. The Nature of Dental Ceramics and their Clinical Use. Chicago: Quintessence, 1979.
4. **McLean JW.** The Science and Art of Dental Ceramics - Volume 2. Bridge Design and Laboratory Procedures in Dental Ceramics. Chicago: Quintessence, 1980.
5. **McLean JW.** Dental Ceramics. Proceedings of the First International Symposium on Ceramics. Chicago: Quintessence Publishing, 1984.
6. **Pameijer JHN[著], 岩田健男[監訳].** パメヤーの歯冠補綴学：歯周組織と咬合を考慮したクラウン・ブリッジの臨床．東京：イワタオッセオインテグレーション研究所，1992.
7. **岩田健男．** 支台歯形成のベーシックテクニック．東京：デンタルダイヤモンド，2011.

索引

あ〜お

- エンドカッティングバー･･････････････････ 9
- 黄色線バー･･････････････････････････････ 8
- オールセラミッククラウンの支台歯形成･･････ 90
  - ―上顎前歯･･･････････････････････････ 91
  - ―小臼歯････････････････････････････ 106

か〜こ

- ガイドグルーブ･･････････････ 38、51、61、92
- 臼歯セラモメタルクラウンの支台歯形成･･････ 70
  - ―下顎小臼歯･････････････････････････ 81
  - ―上顎小臼歯･････････････････････････ 71
- 頬側軸面形成････････････････････ 73、83、110
- グルーブ形成････････････････････････ 23、33
- グルーブ用バー･･････････････････････････ 9
- 咬合面削除････････････････ 15、26、72、82、107
- コニカル型の軸面形態･････････････････････ 13

さ〜そ

- 仕上げ形成････････････････････････ 104、118
- 軸面形成････････････････････････････ 17、28
- 軸面の多面形成･････････････････････････ 115
- 支台歯形成に関する臨床上の課題･････････････ 128
- 歯肉圧排･･･････････････････････ 123、124、125
- シャンファー形成･･･････････････････ 22、33
- ショルダー形成････････････ 48、59、67、79、87
- 唇側軸面形成････････････････････ 41、53、62、96
- 唇面の3面形成･･････････････････ 47、58、66、102
- 赤色線バー･･････････････････････････････ 9
- 切縁削除･････････････････････････････ 40、95
- 舌側軸面形成･･･････ 45、56、64、76、85、100、112
- 舌面形成････････････････････ 46、57、65、101
- 前歯セラモメタルクラウンの支台歯形成･･････ 36
  - ―下顎犬歯･･･････････････････････････ 60
  - ―上顎犬歯･･･････････････････････････ 50
  - ―上顎切歯･･･････････････････････････ 37
- 尖頭削除･･････････････････････････････ 52、61
- 全部鋳造冠の支台歯形成･･･････････････････ 12
  - ―下顎大臼歯･････････････････････････ 14
  - ―上顎大臼歯･････････････････････････ 25

た〜と

- ダイヤモンドバー････････････････････････ 8
- 多面形成････････････････････････････ 20、31
- 桃色線バー･･････････････････････････････ 9

は〜ほ

- 白色線バー･･････････････････････････････ 8
- ピラミッド型の軸面形態･･････････････････ 13
- フィニッシュライン設定･････････････････ 122
- フィニッシュラインの形成･････････････ 103、117
- 4Lダイヤモンドバー ･･････････････････････ 9
- ホワイトポイントFG57････････････････････ 10

ま〜も

- マージン設定････････････････････････････ 126

ら〜ろ

- 隣接面形成･･････････ 43、55、64、76、86、98、113
- 緑色線バー･･････････････････････････････ 9

おわりに

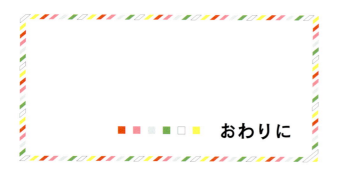

　修復歯科治療は小外科の連続である。外科手術では術者の技術の良否が術後の結果を大きく左右することは明白である。補綴、歯内、歯周、口腔外科、インプラントなどの治療についても同じことが言える。担当歯科医師の技術がすぐれていれば、治療結果も当然良好なのが通例である。つまり、修復歯科治療では技術が大切で、うまくなるためには歯科医師が技術を磨かないと駄目だ、ということである。

　歯科医師は歯科治療のプロである。翻って、「私たちはプロなのか？本当にプロといえるのか？」と自問してみる。プロ育成のための共通の価値観として、高等教育と研究の継続が不可欠であり、大学を卒業してから研修する専門大学院的な教育機関の存在が必須とされている。プロと呼ばれる以上、その専門分野に精通し、患者の治療に際して結果に責任を持てる技術を体得していなければならない。そのためには、その専門分野に関する高等教育を受け、知識と技術を習得し、さらに時流に遅れない勉強の継続を生業とすべきであろう。

　上述したことは、補綴を前提とする支台歯形成にも当てはまる。支台歯形成は技術である。センスや勘だけではうまくはできない。日々の絶え間ない練習と努力も必要である。技術を磨くためには、高等専門教育としての卒後研修を通じて臨床で使える基本技術をマスターすればよい。基本とは、困ったときに戻るべき原点であり、プロとは原点を知っている専門家とも言えよう。補足ではあるが、支台歯形成がうまくなると、患者さんに触れるタッチが良くなる、印象がきれいになる、補綴治療だけでなく、歯内治療や歯周治療、インプラント治療などの精度が向上し、歯科技工士からも「うまくなりましたね」と褒められるなど、プロとしての明らかな技術向上が具現化される。著者は歯科医師になって38年になるが、いまだに支台歯形成に固執し、卒後研修で若い歯科医師の方々にその基本技術を伝授し、体得していただくことに喜びを感じているのはそのような理由からであり、本書の執筆を手掛けたのも同じ理由からである。読者の方々が本書を通じて、何かひとつでも体得することができれば、著者の本望である。

著者略歴

岩田 健男（TAKEO IWATA）

昭和25年	京都府生まれ
昭和51年	大阪歯科大学卒業（DDS）
昭和53年	米国州立インディアナ大学　歯学部大学院補綴科入学
昭和55年	同大学院卒業
	マスター・オブ・サイエンス（MSD）
	JOHN F. JOHNSTON スカラーシップ受賞
昭和59年	東京都小金井市開業
	医療法人社団健歯会 理事長
平成11年	デンタルヘルスアソシエート 代表
	新潟大学歯学部 歯学博士（DDSc）
平成18年	明海大学歯学部 臨床教授
	現在に至る

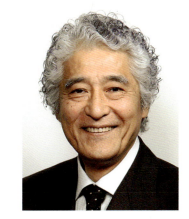

【主な役職】
・米国歯科大学院同窓会 元会長　・ACP日本支部 元会長　・歯科医院経営研究会 前理事長　・NPO法人 日本顎咬合学会 元会長

【所属学会】
・NPO法人 日本顎咬合学会　・米国クラウン・ブリッジ学会（AAFP）　・日本歯科補綴学会
・米国歯科大学補綴学会（ACP）　・国際ナソロジー学会（IAG）　・米国レストラティブ学会（AARD）

【専門（研究）分野】
・補綴　・咬合　・審美歯科　・オッセオインテグレーテッドインプラント　・歯周

【主な著書】
・「前歯の審美補綴―カラーレス・クラウン―」（東京：クインテッセンス、1987）
・「ラミネートベニアの臨床」（東京：クインテッセンス、1988、共著）
・「パメヤーの歯冠補綴学―歯周組織と咬合を考慮したクラウン・ブリッジの臨床―」
　（東京：イワタオッセオインテグレーション研究所、1992）
・「カラーアトラス 審美歯科 臨床基本テクニック(1)」（東京：クインテッセンス、1994、共著）
・「カラーアトラス 審美歯科 臨床基本テクニック(2)」（東京：クインテッセンス、1994、共著）
・「シーシェの審美補綴」（東京：クインテッセンス、1995、共訳）
・「日常臨床のためのオクルージョン」（東京：クインテッセンス、2002）
・「増補改訂版 日常臨床のためのオクルージョン」（東京：クインテッセンス、2008）
・「増患増収の予防歯科医院づくり」（東京：クインテッセンス、2008、共著）
・「支台歯形成のベーシックテクニック」（東京：デンタルダイヤモンド、2011）

【最近の文献】
・審美補綴を考える（別冊・ザ・クインテッセンス、1989）
・欠損補綴法の変革―予知性の高い治療法へのアプローチ―（別冊・ザ・クインテッセンス、1991、共著）
・現代のセラモメタル・レストレーション（歯界展望別冊、1991、共編）
・予知性の高いインプラント補綴（the Quintessence、1993）
・ポーセレン・ラミネートベニア法―成功の鍵とガイドライン―（補綴臨床、1993）
・ポーセレン・パーシャルベニアクラウンの臨床応用の可能性を探る メタル・パーシャルベニアクラウンと比較して（補綴臨床、1994）
・臨床的な臼歯部咬合面形態の与え方（QDT、1996）
・審美補綴の臨床 咬合，歯周，審美の観点から．Part Ⅰ～ⅩⅩⅣ（日本歯科評論、1997、1998）
・インプラントを長期的に成功させるために―経過観察からの提言―（Quintessence DENTAL Implantol、1999）
・審美補綴のEBD①～⑥（デンタルダイヤモンド、2001、2002）
・臨床家のためのインプラント補綴 1 欠損補綴法のオプションとしてのインプラント補綴（デンタルダイヤモンド、2002、共著）
・より確実なインプラント補綴をめざして インプラント補綴―日常臨床での成功の鍵（日本歯科評論、2006）
・重度歯周病の機能回復 パート1、2（the Quintessence、2008）
・歯科医療の新潮流をどうとらえるか 審美補綴におけるオールセラミック修復の有効性と限界 Part.1、2（歯界展望、2009）
・オールセラミック修復の上手な臨床活用法（補綴臨床、2009、共著）
・歯周組織を考慮したマージンの位置設定と歯肉圧排（デンタルダイヤモンド、2010、共著）

クインテッセンス出版の書籍・雑誌は、歯学書専用
通販サイト『歯学書.COM』にてご購入いただけます。

PCからのアクセスは…

| 歯学書 | 検索 |

携帯電話からのアクセスは…
QRコードからモバイルサイトへ

必ず上達 支台歯形成
イラストで見るビギナーのためのバー操作ステップバイステップ
―――――――――――――――――――――――――――――――
2015年2月10日　第1版第1刷発行

著　　者　　岩田　健男
　　　　　　（いわた　たけお）

発　行　人　　佐々木　一高

発　行　所　　クインテッセンス出版株式会社
　　　　　　　東京都文京区本郷3丁目2番6号　〒113-0033
　　　　　　　クイントハウスビル　電話（03）5842-2270（代表）
　　　　　　　　　　　　　　　　　　　（03）5842-2272（営業部）
　　　　　　　　　　　　　　　　　　　（03）5842-2276（編集部直通）
　　　　　　　web page address　　http://www.quint-j.co.jp/

印　刷・製　本　　サン美術印刷株式会社
―――――――――――――――――――――――――――――――
ⓒ2015　クインテッセンス出版株式会社　　　　　禁無断転載・複写
Printed in Japan　　　　　　　　　　　落丁本・乱丁本はお取り替えします
　　　　　　　　　　　　　　　　　ISBN978-4-7812-0421-5　C3047
定価はカバーに表示してあります